KB067630

아현동 건강해짐 이용 후기

건강해짐의 〈운동. 생활습관 . 가치관〉이 좋아서 3회 재등록해서 운동했어요!
1)운동:단순히 무게 올리기,기구중심사용 운동이 아니라 최소한의 기구로도 큰근육/세부근육을 자극할 수 있는 운동들을 알려주셔서 피티 끝나도 혼자 운동할 수 있어요!
2)생활습관:항공기 승무원이라 허리통증이 심했는데 건강해짐에서 운동하고 통증이 많이 완화됐어요.운동 전 컨디션 체크 후 알려주시는 스트레칭도많은 도움이 됐어요!
3)가치관 : 추천해주신 책,러닝,식습관,건강지식들은 운동이 끝난지 많은 시간이 지났지만 꾸준한 도움을 받고 있어요. 건강해짐에 있던 매트,스트레칭 도구들도 마련해서 집에서도 운동하고 있어요!
평생 할 수 있는 운동,건강지식을 배울 수 있는 좋은 기회였습니다 ^^
건강해짐 왕추천합니다!
〈rabbithouse3〉

처음 상담 받을때도 너무 친절하게 알려주시고 계획도 꼼꼼히 짜주시고, 중간중간 궁금한거 카톡 보내도 바로바로 답장해주십니다! 그리고 개인마다 특화된 방식으로 가르쳐주셔서 몸의 균형도 맞춰주시고 식단 관리도 해주셔서 항상 재밌게 운동할 수 있습니다!
수업내내 저에게만 집중해주시는게 너무 좋았던것 같습니다!
〈키위182〉

건강이 많이 안 좋아서 상담부터 걱정했는데 선생님께서 거의 한시간 가까이 제 건강부터 사소한 것까지 다 들어주시고 챙겨주셨습니다. 그러면서 자연스레 신뢰가 생겼습니다. 1:1 PT라서 떨렸는데 제 몸상태에 맞춰서 운동을 할 수 있도록 플랜을 짜주셨습니다.
동작 하나하나 꼼꼼하게 봐주시고 격려도 해주셔서 긍정적으로 운동할 수 있었습니다. 운동하는 동안 마음도 많이 위로 받았습니다.
〈jink kkk〉

저는 고등부 운동 선수 엄마입니다. 상담시 아이 운동 체급이며 체급에 해당되는 몸무게, 체급별 운동 방법을 먼저 공부하시고 말씀하시는데 상담도 허투루지 않으시는구나 하고 감동 받았습니다. 6회 받았을때 수업 진행 상황, 수업 진행 방향, 현재 집중하는 트레이닝 방향 등등 아주 자세하게 적어서 메일로 보내주셨습니다. 아이도 운동 시간에 트레이너님과 집중해서 스케쥴을 소화해주었고 3월 첫 시합부터 많은 도움이 되어 좋은 성적을 거두고 있습니다 건강해짐pt 적극 추천합니다
~ 짱짱
〈cap****〉

어느덧 PT를 받은지 1년 4개월이 넘어가네요.
이렇게 건강해짐이 제 일상이 된 이유는 제 일에서 더욱 성과를 낼 수 있도록 기초적인 체력을 길러주고 유지시켜 주는, 그래서 정말로 없으면 안되는 곳이기 때문인 것 같아요.
건강해짐은 모든 선생님들이 실력 뿐만 아니라 인성까지 검증되신 분들로 구성되어 있고, 이 철학을 유지하기 위해 큰기업의 HR부서처럼 인사, 채용관리에 투자를 아끼지 않더라고요.
트레이너 선택의 고민이 해결되니 더욱 편한 마음으로 가게됩니다.(물론 근육은 안편함ㅋ) 앞으로도 파이팅!
〈yonghy40〉

체력이 좋지 않고 만성 어깨뭉침으로 인한 두통이 심해 1:1 PT를 알아보던중 건강해짐을 알게 되었는데, 좋은 후기들이 말해주듯 실력과 인성을 모두 갖춘 선생님들이 계신 곳입니다.
개인의 목표와 몸상태에 맞게, 또 최대한 다치지 않게 운동을 지도해주시고 궁극적으로 홀로설 수 있게 도와주십니다.
20회 PT를 마쳤는데 체력과 두통도 많이 좋아졌구요.
이곳에서 즐겁게 운동하는 법을 배운것 같아요. 심주형 선생님 감사합니다^^
〈mintbom〉

매번 50분 동안 수업에만 집중해주시고 운동 끝나면 후달달이지만 몸에 무리가 가지 않을 정도여서 좋았어요
마지막엔 개인 운동하고 병행했는데 운동 간다구 하면 루틴 짜주시고 모르는거 카톡 드리면 그때 그때 알려주셨습니다! 20회 끝났을 때 헬스장에서 혼자 할만한 운동들을 쫙 정리해주셨는데 이건 좀 감동 포인트였어요..
그리고 체육관 엄청 깨끗해요! 화장실 탈의실 다 깨끗하구 수업 후에 매트 다 닦으시더라고요!
〈핫바82〉

꼼꼼한 와이프가 동네pt 4군데서 10회씩 한 뒤 정착한 곳입니다. pt선배인 와이프에 떠밀려 상담 받고 2년 넘게 pt중이네요.
첨엔 와이프가 유난이다 싶었는데 이젠 저도 주변에 건강해짐 자랑합니다ㅎㅎ 인품/인격/인성 좋단 얘기에 가려졌지만 대표님 실력도 출중하십니다. 출산 이후 몸이 다 망가진 와이프와 더불어 저도 목/허리 디스크와 비만이 놀랍도록 개선됐습니다. 제가 기관지가 약해 불결/지저분한데선 참 힘듭니다. 2년 넘게 전혀 불편함이 없는데 선생님들이 정말 매 수업 이후 청소하셔서 그런것 같습니다.
〈벚꽃엔딩82〉

처음 운동 시작해서 몸이 엉망이었는데 선생님이 정말 친절하게 1부터 알려주셨어요. 진짜 너무 최고입니다. 나만 알고싶은 피티샵이에요!! 리뷰를 작성하는것도 너무 너무 감사한마음에... 체력이 저질인 제 몸을 사람으로 만들어주셨음!! 1000%만족입니당! 선생님 너무 감사드립니다
〈요미요미수〉

태어나서 PT도 처음 받아보고 원래 허리랑 어깨가 안 좋아서 걱정했었는데, 안다치면서 + 안좋은 허리/어깨에 무리 안가게 운동하는 법을 잘 배웠습니다.
수업시간 내내 자세의 중요성에 대해서 잘 설명해주시고, 수업 이후에는 네이버밴드에 방 만들어서 식단과 개인운동한 거에 대해서 피드백을 받을 수 있습니다.
또 수업시간에 찍어놓은 사진으로 운동방법/자세에 대해 그림으로 설명해주신거 남겨놓아서, 혼자 운동할때 보고 상기시키면서 할 수 있네요!
〈커비고〉

처음 상담할 때 다이어트가 목적이라고 말씀드렸고 그에 맞춰서 수업이 진행됐습니당
완전한 운동 초보는 아니지만 그래도 10회로는 좀 부족하지 않을까 걱정했는데, 제 상태에 맞춰서 할 수 있는 운동을 알차게 가르쳐 주셔서 완전 만족했습니다! 어떠한 부담도 주지 않고 자세도 하나하나 봐주면서 배울 수 있어서 좋았어요
덕분에 운동에 흥미도 붙이게 됐습니다 추천드려요
〈김규리746〉

출산 이후 다이어트를 위해 방문했습니다. 처음 상담 때 인품이 좋은 선생님인걸 바로 느낄 수 있어서 지체 없이 등록을 하였습니다. 그리고 수업을 진행하면서 실력 또한 훌륭하신 선생님임을 알 수 있었습니다. 체중 감량도 감량이지만, 출산 이후 망가져있던 허리나 무릎이 거의 완벽하게 회복되었어요. 그리고 무엇보다 저에게 PT시간은 출산 이후 육아를 하면서 지친 마음을 충전시킬 수 있는 활력소가 되었습니다. 제가 운동을 오랜기간 꾸준히 해왔있는데, 운동하는 시간이 기다려지고 즐거운건 건강해짐 PT가 처음입니다. 건강해짐 정말 추천입니다
〈lllllllhe〉

PT는 본인의 각오와 더불어 어떤 트레이너를 만나느냐가 중요한 것 같습니다. 정확한 자세 만들기에서부터 디테일한 설명 그리고 식단 피드백과 관리까지 진지하고 성실한 트레이너님의 꼼꼼한 가이던스에 부실했던 몸이 점점 '건강해짐'을 느끼고 있습니다.
수업 등록후 '이 좋은것을 왜 이제서야 받았을까'라는 생각이 듭니다.
〈top****〉

맞춤형으로 잘 봐주시고 절대 강요나 방치하지 않으셔서 더욱 의욕 넘치게 할 수 있었습니다! 오히려 고된 일

상에 힘이 되어주고 숨통 트이게 해 주는 곳이라서 사정이 생겨 못 가면 아쉬울 정도가 되었어요 덕분에 입고 싶은 옷도 입고 다니고, 음식도 건강하게 먹는 법을 알았습니다! 올해 제가 잘 한 일 중 탑에 들어갈 정도로 만족스러운 수업이었어요! 저도 네이버 리뷰 보고 방문한 만큼 제 리뷰를 보고 누군가가 또 새롭고 건강한 삶에 도전하시길 바랍니다!
〈짜41〉

일년 쪼끔 안되게 pt 수업을 받았어요. 우선, 대표님과 쌤들이 매우 친절하십니다. 다들 살짝 수줍으신데 밝으세요. 운동은요~ 자세 정말 꼼꼼히 봐주시고, 자극부위가 어딘지 정확히 알려주십니다.
게다가. 그날의 컨디션에 맞춰 운동프로그램을 진행하기 때문에 체력 쓰레기인 저를 사람 만들어 주셨습니다. ^^ (거의 재활하듯 운동했거든요 ㅋㅋ)
식단도 꼼꼼히 확인해주셔서 건강한 식습관을 만들기도 했구요.
제일 좋았던 건 선생님들 마인드였습니다. 진심으로 제 건강을 걱정해주시고 더 좋아질수 있게 도와주십니다.
〈짐신〉

몸의 근육을 채우고, 신체의 발달을 원해서 배우러 갔다가 마음자세도 배우고, 영혼의 양식도 채워오는 곳.
1. 자세 하나하나 흐트러지지 않게 꼼꼼히 봐주시고, 집중하게 도와줍니다.
2. 시간도 노력도 허투루 쓰지 못하게 낭비되지 않도록 알차게 채워줍니다.
3. 과하지 않게, step by step, 차근차근, 급하지 않은 호흡으로 가르쳐줍니다.
4. 시간시간 조금씩 역량을 키워줍니다. 혼자할 땐 가지 못했던 영역으로 운동의 경계를 끌어올려주셔서 발전하게 도와줍니다.
5. 트레이너분께 여러가지 배웁니다. 수업. 영업장. 고객관리를 섬세하고 정성스럽게 하십니다. 돌아가는 길에 반성적 교훈 + 묘하게 따뜻한 대접받은 느낌이 듭니다.
〈아비가일〉

PT에 대한 안좋은 선입견을 많이 가진 상태에서 마지막이다 생각하고 등록한 곳인데 너무 만족하고 다니는 중입니다.(또 추가등록했어요!) 직업이 교대근무인점. 제 개인적인 성향. 컨디션 등 하나하나 세심하게 배려하면서 수업해주시는 부분에 항상 감사해요. 요즘은 운동 가는 시간이 너무 즐겁습니다. 예약하고 상담받아보시면 제 리뷰에 다들 공감하실 것 같습니다
〈엄주연〉

몇 번이고 망설임 없이 재능복할 정도로 매수업이 만족스러웠어요!
트레이너 선생님 덕분에 편안한 분위기에서 열심히 운동할 수 있었습니다. 개인 생활 패턴까지 섬세하게 고려하여 진짜 '맞춤형' 운동을 하게 해주세요.
몸도 마음도 많이 건강해졌고, 늘 멀고 어렵게만 느꼈

던 운동이 이제는 제 삶에서 꼭 필요한 요소가 되었습니다. 건강한 생활 습관과 지속 가능한 운동 습관을 배울 수 있었어요. 가장 소중하고 가까운 사람들에게도 자신있게 추천해주는 곳입니다!^^
〈fkdnel〉

선생님 덕분에 그동안 스쿼트를 제대로 배우게 되었네요. 이제는 헬스장에 가도 주눅들지 않고 덩치큰 남자분들 사이에서 운동하게 되었어요ㅎㅎ 젠틀하고 친절하신 선생님들 덕분이에요!
〈날개3068〉

첫 느낌에 트레이너 선생님에게서 풍기는 느낌만으로도 뭔가 제대로 배워볼 수 있겠다라는 근거없는? 느낌이 들어서 PT를 받아보게 되었다. 삶의 전환점이 필요할때 정말 제대로 도움을 받고, 생각에도 없던 바디프로필까지 찍으며 수업을 기분좋게 마무리하게되었다. 개인적인 어려움을 겪을때도 조언을 해주셔서 오히려 일이 잘 해결되고, 무튼 몸과 마음이 건강해짐
〈짱구짱95〉

선생님이 운동 목적과 그때그때 컨디션에 맞춰 진행해주셔서 굉장히 만족합니다. 기구를 다양하게 다루는 게 아니라 동작을 제대로 가르치는데 집중하셔서 이제 저 혼자서도 운동할 수 있다는 자신감도 생겼고, 일상생활 영위를 위한 체력 관리 차원에서 쭉 다닐 생각입니다
〈ynv****〉

운동 자세와 방법에 대해 세세히 친절하게 알려주시고, 혼자 운동 할 때도 참고할 수 있도록 사진도 찍어주셔서 유용합니다
여러가지 질문에도 명확하게 답해주시고 정확한 자세와 운동방법 배우고 가게 되었습니다:)
〈유진모〉

두달 반 동안 체지방은 7.1kg 빼면서 근육량은 2.3kg 늘었어요!! 체지방률은 31.5%에서 19.9%가 되었습니다. 이렇게 건강한 다이어트는 처음이에요!!
우선 선생님의 운동철학이 좋았고 그 철학에 맞는 책을 추천해주셔서 잘 정독하고나니 더 믿고 따를 수 있었습니다^^
인바디 결과도 기쁘지만 무엇보다 운동의 재미를 알게 된 것이 너무 좋고 감사합니다ㅎㅎ 또 한단계 점핑하고 싶을때 다시 찾아뵐게요^^
〈슬과근〉

완전 세심하시고 개개인에 잘 맞춰서 해주세요 일단 피티상담부터 1시간 해주는데도 없을뿐더러 필요한 운동이 무엇인지, 정확한 동작, 혼자서도 할 수 있는 운동도 친절하게 알려주시고 다른데처럼 영업하는 느낌도 전혀 안 들었고 다른데서도 피티 많이 받아본 1인으로서 걍 건강해짐 가세요ㅋㅋㅋ상담만 받아봐도 느낄거에요. 모르는 사람은 있어도 한 번 받아본 사람은 다른데 못

감ㅋㅋㅋㅋ 리뷰가 엄청 좋은데는 이유가 있겠죠!!!?!
〈서나337〉

1. 제 스케줄에 최대한 맞춰주셔서 야근이 잦은 직장인임에도 불구하고 정기적으로 운동할 수 있었습니다.
2. 저의 요청에 따라 무리하지 않고 몸 상태에 맞춰 운동을 했기 때문에 오히려 운동의 재미를 느끼게 되었습니다.
3. 3년이라는 오랜 기간 동안 피티를 받았음에도 불구하고 변하지 않고 언제나 체계적으로 친절히 운동을 알려주시고 소소한 성취에도 저보다 더 기뻐해 주셨습니다. 너무 좋은 곳이라 친동생에게도 추천했고 동생도 만족하며 2년 정도 다니고 있습니다~!
〈siafu〉

무릎 부상이 있어서 전문가 지도하에 운동을 하고 싶었고, 좋은 리뷰가 많아서 이곳을 방문했습니다. 첫 상담을 매우 꼼꼼히 해주십니다. 매번 수업 진행할때마다 무릎과 발목컨디션 체크하시면서 진도를 나갔습니다. 평소 관절이 안 좋아 근력운동이 두려우셨던 분들도 이곳은 믿고 맡기셔도 될 것 같습니다!!
약 세달간 수업 받으면서 저는 근력량은 약 1키로 증가하고 체지방량은 약 5키로 감량했습니다. 아직 갈길이 남았지만 여기서 배운 올바른 식습관, 생활습관과 함께라면 이제 혼자서도 잘 헤쳐나갈수 있을 것 같습니다!
〈홍51〉

후기 열심히 읽어보았고 선생님 블로그도 정독한 후에 운동 진행하게 되었습니다. 저는 운동 전 상담 이렇게 꼼꼼하고 세세하게 해주신 적은 처음이었습니다. 제 몸 상태부터 일상생활 식습관 수면 패턴 운동 목적 등을 상세하게 상담했고 그에 맞게 수업 받을 수 있었습니다. 동작과 운동 방법들도 친절하고 세세하게 알려주셔서 많이 배웠습니다. 혼자서 운동하다가 도움 필요하면 다시 방문하고 싶습니다!
〈재미정〉

큰 기대 없이 등록했지만 너무 친절하고 꼼꼼하게 봐주셔서 재등록까지 했습니다. 아직 몸의 변화가 많이 필요하지만 처음보다 많이 건강해졌고 조금씩 변화가 보입니다. 친절하게 잘 가르쳐주셔서 감사합니다 ㅎㅎㅎ
〈sor****〉

피티 꼼꼼히 알아보는 편이라서 문자로 주신 블로그를 정독해보고 운동 잘 배울 수 있을것 같아서 바로 상담 신청 드렸는데 . 상담 당일 1시간 가까이 너무 친절하고 자세하게 운동 목적. 목표, 식단 등을 꼼꼼히 적어가시면서 상담해주셔서 믿고 등록했어요.
수업 받는 동안에도 중간에 감기도 걸리고 컨디션이 좋지 않았는데 쌤께서 컨디션 맞춰서 수업 진행 해주시고 세심하게 케어해주셔서 너무 감사했어요.
쌤 감사합니다~!!
〈DYK65〉〈paradixx〉

심플 피트니스

의사와 트레이너가 권하는 미니멀 운동법

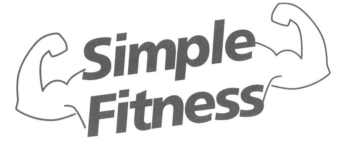

Simple Fitness

심플 피트니스

심주형 · 권준우 지음

올림

건강한 사람에게는 희망이 있고,

희망을 가진 사람은 모든 것을 가진 사람이다.

– 아랍 속담

복잡한 세상, 운동은 단순하게

   헬스장이 가장 붐비는 때는 언제일까요? 연초입니다. 새해에는 건강을 위해 운동을 해야겠다는 결심을 하는 분들이 많아서 그런 것 같습니다. 그런데 며칠 못 가서 운동하는 분들이 확 줄어듭니다. 왜 그럴까요?

   헬스장을 찾는 분들은 대개 운동이 주업이 아닙니다. 이들에게 운동은 '시간이 남을 때' 하는 것이다 보니 바쁘다 보면 뒤로 미루어두기 쉽습니다. 평소에 안 하던 운동을 갑자기 하다 보니 힘만 들고 재미도 없어서 그만두기도 합니다. 매번 작심삼일에 그치는 자신의 의지력을 탓하기도 합니다. 꾸준히 운동할 수 있는 방법이 있을까요?

   저는 일반인이 운동을 꾸준히 할 수 있으려면 무엇보다도 최소 시간에 최대 효과를 볼 수 있어야 한다고 생각합니다. 체중이 준다든지(실제로는 체지방 주는 것이 더 중요하지만), 몸매가 달라진 것을 남들이 먼저 알아봐준다든지, 어깨나 허리 통증이 줄어든다든지 하는 효과를 보게 된다면 운동을 지속할 가능성이 커질 것입니다. 어떻게 해야 할까요?

일반인의 운동은 단순해야 합니다. 운동법이 복잡하거나 다양할 필요도 없고, 최첨단 운동기구가 필요한 것도 아닙니다. 초보자들은 맨몸으로도 얼마든지 운동을 할 수 있습니다. 꼭 헬스장을 찾을 필요도 없습니다. 이 책은 누구나 쉽게 할 수 있는 단순한 몇 가지 운동을 집중적으로 소개합니다. 아울러 부상 위험을 최소화하면서 운동 효과를 극대화할 수 있는 PT에 대해서도 자세히 안내합니다.

운동의 궁극적 목표는 건강일 것입니다. 그런데 건강해지려면 운동만으로는 부족합니다. 반드시 영양과 휴식이 병행되어야 합니다.

이 책에 단순하지만 디테일과 깊이가 있는 '건강의 길'이 있습니다.

심주형 권준우

차 례

3 운동, 혼자 해도 될까?

운동 효율을 극대화하는 PT 활용법

4 살이 찌는 건 내 탓이 아니다

과학적 다이어트의 원리 이해하기

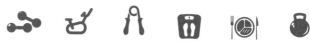

6 성공과 실패는 종이 한 장 차이

실전 PT 사례

사람을 변화시키는 세 가지
시간, 공간, 인간

"몸과 마음의 건강은 기본, 삶 자체가 건강해지게 만들어주는 것"

저는 운동을 이렇게 정의합니다. 제가 오랜 기간 운동을 해오면서 체감하고 있을 뿐만 아니라 저와 일정 기간 함께하신 회원들도 대부분 공감하는 이야기입니다.

서울대병원 정신건강의학과의 권준수 교수는 늘 환자들에게 운동을 권한다고 합니다. 권 교수의 권유대로 운동을 꾸준히 한 환자들은 대체로 치료 경과가 좋지만, 그렇지 않은 환자는 대개 결과가 좋지 않았답니다. 권 교수는 왜 환자들에게 운동을 권할까요? 운동이 육체 건강뿐 아니라 정신 건강과도 밀접한 관계가 있다는 사실을 누구보다 잘 알기 때문입니다.

"나는 사업을 하다 다시 망해도 두 가지만 잘하면 언제든 다시 일어날 수 있다고 믿는다. 그래서 실패한 제자들을 보면 반드시 이 두 가지를 가르친다. 이 두 가지는 운동과 정갈한 식사다."

평범한 미국 이민자로서 실패와 좌절만 수십 년을 겪다 운동을 통해 재기하고 기업가로 성공하여 '사장들의 사장'으로 알려진 김승호 회장이 자신의 저서 『사장학개론』에서 밝힌 성공 비결입니다.

"인간을 바꾸는 방법은 세 가지뿐이다. 시간을 달리 쓰는 것(시간 배분), 사는 곳을 바꾸는 것(공간 변화), 새로운 사람을 사귀는 것(사람). 이렇게 세 가지 방법이 아니면 인간은 바뀌지 않는다. 새로운 결심을 하는 건 가장 무의미한 행위다."

세계적인 경영 컨설턴트 오마에 겐이치는 자신의 저서 『난문쾌답』에서 '시간, 공간, 인간'을 바꿔야 인간이 바뀐다고 이야기합니다. '그게 운동이랑 무슨 상관이야?' 하실 텐데, 운동은 이 3가지 요소에 철저히 부합합니다.

시간 달리 쓰기

　시간을 달리 쓴다는 이야기는, 내가 지금껏 하지 않았던 특정 행동을 지속적으로 함으로써 내 삶에 편입시킨다는 의미입니다. 시간은 누구에게나 한정적입니다. 지금까지 내가 하던 행동의 일부를 줄여야, 그 시간을 운동으로 채울 수 있습니다. 안 하던 운동을 하는 것만으로도 시간을 달리 쓰는 것입니다. 이미 운동을 하고 계셨다면 운동 시간은 물론 휴식 시간을 늘리는 것도 시간을 달리 쓰는 방법의 하나입니다. 여러분의 24시간 중 운동에 투자한 시간은 얼마였나요? 몇 퍼센트였나요? 0퍼센트였던 분도 있을 겁니다. 0퍼센트면 가능성조차 없지만, 단 1퍼센트만 되어도 없던 가능성이 생깁니다. 퍼센트가 더욱 커지면? 상상에 맡깁니다.

공간 바꾸기

　여기서 공간은 사는 곳을 이야기합니다. 대표적인 일화가 '맹모삼천지교'지요. 현실에서 공간을 바꾸는 방법은 두 가지입니다. 집, 회사 바꾸기. 현실적으로 쉽지 않지요? 또 다른 방법이 있습니다. 바로 운동입니다. 운동은 집, 외부 모두 가능합니다. 운동만으로 내 활동 영역이 바뀝니다. 거주지나 회사 같은 공간을 바꾸라는 이야기는, 이 두 군데서 보내는 시간이 우리 삶에서 가장 많기 때문입니다. 공간을 바꾼다는 것은 시간을 달리 쓴다는 의미가 있는 것은 물론이고 인간 항목과도 이어집니다.

새로운 사람 만나기

주변에 꾸준히 운동하는 사람이 있나요? 은근히 찾기 어렵습니다. 살다 보면 당장 처리해야 할 것이 많습니다(일, 육아, 연애, 인간관계, 취미 등). 이 틈에 시간을 넣고, 새로운 공간인 운동하는 곳에 가면 어떻게 될까요?

우선 지금껏 보지 못했던 사람들을 보게 됩니다. 나이가 들었어도 열심히 운동하여 잘 관리되어 있는 사람, 이미 멋진 몸매인데도 열심히 운동하는 사람의 모습을 보며 내 몸을 돌봐야겠다는 자극을 받게 됩니다. 공부하러 도서관이나 독서실에 가는 것과 같지요. 그곳에서 운동하는 사람들의 땀방울과 열정, 좋은 에너지는 내 몸과 마음을 긍정적으로 물들여줍니다.

새 공간에서 매너를 지키며 꾸준히 운동을 한다면 인사하는 사람이 생길 것이고, 서로의 운동과 건강에 대한 이야기도 하게 될 것입니다. 온라인에서 운동과 건강에 대한 정보도 찾아보겠지요. 내 활동 공간이 오프라인뿐 아니라 온라인에서도 바뀌고, 내가 대화하고 영향을 주고받는 인간이 바뀌고, 시간 쓰는 방법이 완전히 바뀝니다. 이 과정에서 스스로 행동, 대화, 사고가 조금씩 변화되겠지요. 여기서 PT(personal training)라도 하게 된다면요? 1시간씩 트레이너와 대면하게 됩니다. 그 1시간 동안 우리는 어떤 행동, 어떤 대화를 하게 될까요? 운동과 건강에 대한 이야길 하겠지요. 1시간씩 최소한 10번은 봐야 하는데, 그 기간 동안 트레이너의 영향을 안 받을 수 있을까요?

이처럼 운동에는 우리 삶을 변화시키는 힘이 있습니다. 이왕이면 짧은 시간에 부상 없이 좋은 결과를 얻는다면 더 좋겠지요? 운동은 휴식과 영양까지 한 세트입니다. 그러므로 이 책에서는 어떻게 먹고 쉬며 관리해야 할지에 대해서도 다룹니다. PT가 일상이 된 요즘, 어떻게 좋은 트레이너를 어떻게 만나서 활용해야 하는지, 또 혼자 운동할 경우에는 어떻게 해야 하는지도 소개합니다. 상황과 조건이 다른 다양한 연령별 실제 PT 사례를 담아 참고할 수 있도록 했습니다.

운동, 영양, 휴식, PT에 정답은 없지만 오답은 분명히 있습니다. 의사와 트레이너의 협업을 통해 운동, 영양, 휴식, PT의 기본과 원리를 애기합니다. 당연한 상식 아니냐 생각하실 수 있으나, 그 당연한 상식을 꾸준히 행하는 사람만이 몸과 마음의 건강을 넘어 건강한 삶까지 누릴 수 있습니다.

운동이 우리의 삶 자체를 바꿔줄 수 있다는 신념을 가지고 꾸준히 행하신다면, 독자 여러분의 삶에 제2의 전성기가 분명 다시 찾아오고, 그 전성기를 오래도록 유지할 수 있으리라 믿습니다.

이제 내 몸을 속이자

운동과 다이어트에 관한 오해와 진실

운동하면
뭐가 좋지?

'살 빼려면 운동하지 마라'

어느 인터넷 게시판에 이런 내용의 글이 올라온 적이 있습니다. 고개를 갸웃하게 되는 내용이지요. 다이어트를 하는 사람들에게 '살 빼려면 운동을 해야 한다', '기초대사량을 늘리려면 무산소운동을 통해 근육량을 늘려야 한다'라는 이야기는 상식입니다. '살 빼려면 운동하지 마라'라는 글은 좀처럼 이해하기 어려웠습니다.

이에 저는 되묻습니다. '살 빼려면 운동하지 마라'라는 말은 틀린 건가요? '운동을 안 하면 살이 안 빠진다'라는 말은요? '운동만 하면 살은 빠진다'라는 말은 어떤가요?

식이조절을 하지 않고 운동만으로 살을 뺀 사람은 얼마나 될까요?

어느 연구 결과를 보면 단 1%만이 식이조절 없이 운동만으로 다이어트에 성공했다고 합니다. 무조건 뛴다고 해서 살이 빠지는 건 아니라는 말입니다. 왜 그럴까요?

운동을 하면 에너지를 소비하게 되고, 간과 근육에 저장되어 있던 글리코겐을 소비하게 됩니다. 글리코겐 저장량이 부족하면 이것저것 되는 대로 끌어다 쓰게 되는데, 그중에는 우리가 그렇게 없애고 싶은 지방도 포함되어 있습니다. 운동을 하면 할수록 지방이 연소되는데 왜 운동을 하지 말라는 걸까요?

문제는, 운동을 하고 나면 식욕이 늘어난다는 것입니다. 연구에 따라 상이하기는 하지만, 일부 연구에서는 단기간의 운동 후에 식욕이 늘어난다는 결과가 보고되어 있습니다. 운동 후 배가 고파서 무언가를 먹게 된다면 운동을 해서 얻는 효과가 반감되겠지요.

우리가 운동을 통해 소모하는 열량은 비교적 적습니다. 몸무게 70킬로를 기준으로 하여 1시간을 빠르게 걸었을 때 소모되는 열량은 400칼로리가 채 안 됩니다. 400칼로리라면 과자 한 봉지입니다. 빠르게 한 시간을 걷는 것은 꽤 힘든 일인데, 그 노력이 과자 한 봉지 정도밖에 안 된다는 겁니다.

여기에서 선택이 필요합니다. 그냥 과자 한 봉지 먹는 것을 참고 가만히 누워 있는 것과 과자 한 봉지를 먹고 1시간 빨리 걷는 것, 둘 중 어느 쪽이 합리적이라고 생각하십니까?

관점의 차이입니다. 고생하더라도 많이 벌어 많이 쓰고 싶은 사람이 있는가 하면, 맘 편하게 적게 벌고 아껴 쓰며 살려는 사람도 있습니다.

누가 옳고 누가 그르다고 말할 수는 없겠지요.

다이어트도 마찬가지입니다. 적게 먹고 운동 덜 하는 것도 누군가에겐 괜찮은 선택입니다. 하기 싫은 운동을 해야 한다는 압박에 스트레스를 받느니, 운동하기 싫다는 것을 인정하고 그냥 안 하는 것도 괜찮은 방법입니다. 그러므로 '살 빼려면 운동하지 마라'라는 말도 나름 일리가 있습니다. 운동하다 보면 배가 고프고, 배가 고프면 과식하게 되니 아예 운동을 하지 말라는 것입니다.

하지만 예나 지금이나 운동을 열심히 하라는 쪽이 대세입니다. 왜 그럴까요? 여러모로 장점이 많기 때문입니다. 일일이 열거하기 어려울 정도로 장점이 많지만 중요한 것 몇 가지만 꼽아볼까요?

첫째, 기초대사량이 증가합니다. 운동으로 근육이 늘어나게 되면 우리 몸의 대사량이 늘어나게 됩니다. 아무런 운동도 하지 않고 그냥 숨만 쉬고 있어도 잉여 칼로리를 소비할 수 있으니 이보다 좋은 일이 어디 있겠습니까.

둘째, 육체적으로는 물론이고 정신적으로도 건강해집니다. 운동은 스트레스 해소, 우울증 감소, 불면증 개선, 요통·오십견 개선, 심폐기능 증진 등 여러모로 건강에 도움이 됩니다. 근육의 발달은 노화에 따른 여러 사고를 예방해주기도 합니다.

셋째, 아름다워집니다. 예전에는 보디빌더의 근육을 보며 징그럽다고 하는 여성분이 많았는데, 요즘은 여성분들 스스로 근육이 없으면 자신을 매력 없다고 보는 경우가 많습니다. 가냘픈 여자의 시대는 가고 운동하는 여자, 애플힙의 시대가 왔습니다.

저는 아직도 운동의 단점을 못 찾겠습니다. 다른 시기엔 운동을 안 하더라도 다이어트를 할 때나 삶에 우울함이 찾아들 때만큼은 필수라 생각합니다. 우리가 다이어트를 하는 큰 목적 중 하나가 아름다워지는 것입니다. 운동을 하다 보면 건강해지고, 아름다운 몸이 따라옵니다. 건강해지고 외모까지 개선되는데 안 할 이유가 없지요.

마찬가지로 우울해지면 위에서 말한 정반대의 상황이 됩니다. 만사 귀찮고 처지기 시작합니다. 건강과 외모도 잃어가고, 몸도 마음도 피폐해집니다. 우울함에 맞설 수 있는 힘은 운동에서 나옵니다. 운동은 필수입니다.

심플 피트니스

ChatGPT가 말하는 운동의 장점

ChatGPT에게 운동의 장점을 물었더니 이렇게 대답하네요.

운동은 우리 건강과 행복에 많은 장점을 제공합니다. 이는 신체적인 측면과 정신적인 측면에서 모두 유익합니다. 아래는 일반적인 운동의 주요 장점 몇 가지입니다.

신체 건강 개선
정기적인 운동은 심혈관 건강을 증진시키고 심장 건강을 향상시킵니다. 혈액 순환을 개선하고 혈압과 콜레스테롤 수치를 조절하는 데 도움을 줍니다. 또한, 운동은 근육을 강화하고 유연성을 향상시켜 움직임의 효율성을 높여주며, 비만이나 다른 대사 질환의 위험을 줄이는 데 도움이 됩니다.

체중 관리
운동은 칼로리를 소모하여 체중을 조절하는 데 도움을 줍니다. 유지 또는 감량하려는 체중을 유지하는 데 도움이 되며, 근력운동은 근육량을 늘리고 기초 대사량을 향상시켜 에너지 소비를 높일 수 있습니다.

스트레스 해소
운동은 신체적인 스트레스를 해소하는 데 도움이 되며, 스트레스 호르몬인 코르티솔의 분비를 감소시키고 행복 호르몬인 엔도르핀과 세로토닌의 분비를 촉진합니다. 이로 인해 우울증, 불안, 스트레스 관리에 효과적입니다.

에너지 부스팅

운동은 체력을 향상시켜 일상생활에서의 활동에 더 많은 에너지를 제공합니다. 신진 대사를 촉진하여 산소와 영양분을 더 효율적으로 공급하고, 대사 폭을 높이는 데 도움이 됩니다.

인지 기능 향상

운동은 뇌 기능을 향상시키고 인지 기능을 증진시킵니다. 운동은 주의력, 집중력, 학습 능력, 기억력, 창의력 및 문제 해결 능력을 향상시키는 데 도움이 됩니다.

자기 존중감 향상

운동은 자기 존중감을 향상시키고 자신감을 높이는 데 도움이 됩니다. 목표를 설정하고 이를 달성하며 성취감을 느끼는 경험은 긍정적인 자아 이미지와 자기 존중감을 형성하는 데 기여합니다.

사회적인 이점

운동은 사회적인 상호작용을 촉진시키고 사회적인 관계를 형성하는 데 도움이 됩니다. 팀 스포츠나 그룹 운동 활동을 통해 다른 사람들과 함께 활동하면서 친목을 도모하고 소통 및 협력 능력을 향상시킬 수 있습니다.

운동의 장점은 다양하며 개인의 목표와 운동 방식에 따라 다를 수 있습니다. 하지만 정기적이고 꾸준한 운동은 건강과 행복을 증진시키는 데 큰 도움을 줄 수 있습니다.

(2023년 5월 31일)

운동은
시간 날 때 하는 것?

"운동을 정말 너~무 하고 싶은데 운동할 시간이 없어요."

"먹고살기 바쁜데 운동할 시간이 어디 있어요!"

"일하느라 너무 피곤해서 운동할 시간이 없어요."

이런 말 들어본 적 있으신가요? 제가 얘기하는 운동은 꼭 돈이 들어가는 운동만이 아닙니다. 종류 불문하고, 시간과 의지만 있으면 할 수 있는 '운동' 그 자체를 말합니다. 우선 이 질문을 드리겠습니다.

"운동을 좋아하시나요?"

누군가에게 운동은 세상에서 제일 하기 싫은 행동입니다. 시간이 없어 운동을 못 한다고 하기에 앞서 내가 본능적으로 운동을 하기 싫은 것은 아닌지 자문해보세요. 내가 운동을 정말 싫어한다면, 그 사실을 인정하고 받아들이세요. 안 해도 됩니다. 최소한 '운동해야 하는데⋯' 라는 스트레스는 받을 일이 없습니다. 이것만으로도 정신 건강에 도움이 됩니다. 스트레스가 하나 줄었으므로 육체 건강에도 당연히 플러스가 됩니다. 운동이 너무 싫은 독자께서는 더 이상 불필요한 고민에 시간 뺏기지 마시기 바랍니다.

앞의 질문에서 '운동이 좋다!' 또는 '운동은 싫지만 그래도 해야겠어!' 라고 답한 분들께 두 번째 질문을 드려봅니다.

"일은 시간 날 때 하나요? 시간 내서 하나요?"

처음 듣는 질문인가요? 우리 대부분은 생계를 위해 일만큼은 자발적으로 시간 내서 합니다. 취미도 마음처럼 안 되면 스트레스를 받는데, 일은 오죽하겠습니까. 그런데도 우리는 하루 24시간 중 무려 1/3 이상의 시간을 일에 할애합니다. 자는 시간을 제외하면 깨어 있는 시간의 반 이상을 일하며 보냅니다. 가족들이 모두 모여 밥 한번 먹기도 쉽지 않은데 일은 시간을 만들어서 합니다. 생각을 조금 달리해보면, 운동도 일과 같습니다.

정말 운동할 시간이 없다면 어떻게 해야 할까

여러분은 정말 시간이 없어 운동을 못 하나요? 저는 스마트폰을 접한 뒤로 시간 낭비가 많아졌습니다. 목적 없이 전화기를 만지다가 잠자리에 드는 시간도 늦어지고 시력도 나빠지며 운동과 독서 시간까지 줄어드는 등 여러 폐해가 생겼습니다. 문제가 있는 줄 알면서도 아침부터 잠들 때까지 스마트폰과 함께합니다. 습관 고치기가 정말 어렵기에 저는 의식적으로 스마트폰 사용을 줄이려 노력합니다.

비단 저만의 이야기는 아닐 것입니다. 스마트폰을 끼고 사는 사람이라면 평상시 여기에 낭비하는 시간만 줄여도 30분이나 1시간 정도 운동할 시간은 충분히 낼 수 있을 것입니다.

불필요한 시간 낭비를 하지 않는데도 정말 운동할 시간이 부족한 경우도 있을 것입니다. 이럴 땐 일상생활 속에서 운동을 하시기를 권합니다. 엘리베이터 대신 계단으로 오르내리기, 대중교통을 이용할 때 한 정거장 전에 미리 내리기, 가까운 거리는 걸어 다니기, TV를 볼 때 스쾃 하기처럼, 운동에 뜻이 있다면 일상생활 속에서 방법을 찾아보시길 권합니다.

시간을 내서 일해야 생계를 유지할 수 있듯, 시간을 내서 운동해야 여러분의 건강을 유지할 수 있습니다. 운동은 시간이 날 때 하는 게 아니라 시간을 내서 하는 것입니다!

열심히 하는데
효과가 없다?

  헬스장에서 운동을 하다 보면 다양한 사람들을 보게 됩니다. 온몸에 근육이 불끈불끈한 아저씨가 2시간 내내 파워 랙에서 엄청난 중량을 들어 올리기도 하고, 러닝머신만 타는 사람도 있습니다. 얼굴이 시뻘게지도록 거꾸리만 하는 사람도 있고, 온종일 덜덜이만 하는 사람도 있습니다. 코로나 이전엔 신문을 보며 느긋하게 자전거를 타는 사람도 많았지요.

  이런 분들을 제외한 대부분 회원들의 코스는 대동소이합니다. 운동복으로 갈아입고 거울 앞에서 잠깐 스트레칭을 하고, 러닝머신에 올라가서 TV를 보며 빠른 걸음으로 걷습니다. 땀이 좀 나면 기구 운동을 시작합니다. 벤치프레스도 하고, 랫 풀다운도 하고, 덤벨컬도 하고, 누워서 복근운동도 합니다. 그리고 샤워를 합니다.

꽤 출석률이 좋은데도 이런 회원들의 몸은 대개 큰 변화가 없습니다. 한 달 전이나 6개월 전이나 비슷합니다.

살이 빠질 만도 한데 좀처럼 빠지질 않습니다. 이렇게 열심히 운동을 하는데 왜 체중이 줄지 않는지 모르겠다며 하소연합니다. 매일 공원에서 운동하거나 등산하는 분들도 마찬가지입니다.

저는 꾸준함을 최고의 덕목으로 생각합니다. 꾸준히 하면 결국 빛을 본다고 믿습니다. 그런데 꾸준히 운동을 해도 효과를 보지 못하는 분들은 왜 그런 걸까요? 어딘가 문제가 있는 것이 분명합니다. 분명 꾸준히 하기는 했는데, 점진적 과부하 수준에는 이르지 못했기 때문입니다. 우리의 몸은 변화를 싫어해서 웬만한 자극에는 끄떡도 하지 않습니다. 1~2kg 정도 줄다가도 며칠 후 재보면 다시 원상 복구되어 있습니다.

꾸준했기에 변화할 수 있다고 믿었지만, 꾸준함만으로는 실패할 수밖에 없습니다. 몸이 변화하려면 훨씬 너 강한 자극이 필요합니다. 우리의 몸은 왜 이렇게도 변화를 싫어하는 걸까요? 운동을 해도 몸의 변화가 없고, 초저열량 다이어트로 체중을 줄여도 몇 개월 후면 요요현상으로 다시 살이 찌기를 반복하는 이유는 무엇일까요? 열심히 노력하는데도 우리가 항상 실패하는 데에는 이유가 있을 것입니다.

이런 현상을 이해하려면 우선 '세트포인트'라는 개념부터 이해해야 합니다.

항상성과
세트포인트

우리 몸이 변하지 않는 이유를 이해하기 위해서는 호메오스타시스 (homeostasis)와 세트포인트를 먼저 알아두어야 합니다. 호메오스타시스란 'homeo(동일한)'와 'stasis(그대로 유지하다)'로 이루어진 단어입니다. 즉, 같은 상태를 유지하는 것을 뜻하며, 우리말로는 '항상성'이라 부릅니다.

동물의 신체는 기준점으로부터 변하지 않으려는 속성이 있습니다. 그중 가장 대표적인 것이 체온과 혈당입니다. 인간의 몸은 체온 36.5℃를 기준으로 하여 더 높아지면 땀을 흘리거나 숨을 내쉬어 체온을 낮춥니다. 반대로 체온이 떨어지면 몸을 떨어 열을 발생시킵니다. 이러한 것을 바로 항상성 상태라고 부릅니다.

우리 몸의 포도당 수치가 높아지면 췌장의 베타세포에서 인슐린이

심플 피트니스

분비됩니다. 포도당을 세포 안으로 흡수시키고, 여분의 포도당을 글리코겐으로 전환하여 간에 저장합니다. 그러므로 혈당 수치가 떨어지게 되죠. 혈당이 너무 떨어지게 되면 췌장의 알파세포에서 글루카곤이 분비되어 간에 저장된 글리코겐을 포도당으로 전환합니다. 그래서 혈당이 유지되게 됩니다.

이렇게 항상성이 유지되는 상태를 세트포인트(set point)라 부릅니다. 신체의 설정값이라고 생각하시면 쉽습니다. 이 설정값을 기준으로 하여, 우리의 몸은 변화하지 않으려 노력합니다. 체온의 세트포인트는 36.5℃겠죠. 체중 또한 우리가 하루에 섭취하는 칼로리와 기초대사량, 운동량 등이 균형을 맞춘 세트포인트가 존재합니다.

우리가 음식을 한꺼번에 많이 먹는다고 해서 잉여 칼로리가 순식간에 지방으로 변하지는 않습니다. 세트포인트가 정해져 있으므로 며칠 지나면 원래 체중으로 돌아옵니다. 며칠 굶어도 마찬가지입니다. 밥을 먹기 시작하면 점차 체중이 회복됩니다. 아무리 체중계의 숫자가 오르락내리락한다 해도, 세트포인트가 변하지 않으면 시간이 지날수록 원래 체중으로 돌아오게 되어 있습니다. 마치 말뚝에 고무줄로 묶인 것처럼 말이죠. 세트포인트로부터 멀어지면 멀어질수록 고무줄이 당겨지는 힘은 강해지고, 어쩔 수 없이 다시 원래 체중으로 돌아오게 됩니다.

세트포인트는 말씀드린 대로 체중의 기준이지만, 이 세트포인트도 변할 수 있습니다. 우리 몸에 지속적으로 다량의 칼로리가 들어오거나 운동량 부족으로 칼로리 사용량이 대폭 줄어들게 되면, 어쩔 수 없이 이러한 상황에 맞게 체중의 기준선이 바뀌게 됩니다. 체중의 기준선이 올라가면서 세트포인트도 상승하여, 올라간 체중을 기준으로 칼로리의 흡수와 사용이 이루어지게 됩니다. 즉, 살이 찌게 되는 것입니다.

우울증과 스트레스 해소의 명약

저는 감수성이 풍부해서 여리고 민감합니다. 누군가의 말 없는 호의와 배려에 아주 많이 감동하고 감사하며 두고두고 기억하는 편입니다. 반면 호의나 배려를 당연시하거나, 뻔뻔한 사람들을 대할 때면 마음이 힘듭니다. 욱하면 싸움 나고, 참으면 원망감 때문에 우울에 빠지기 딱 좋은 성향. 그래서 저는 우울과 함께 실의에 잘 빠집니다. 근데 그 기간이 오래 지속되진 않습니다. 비결은 운동입니다. 운동을 통해 유약한 심신을 초과 회복시키며, 우울증은 물론 스트레스도 풀었습니다. 시간이 약이라는 말도 있지만 저는 운동이 최고의 명약이라고 생각합니다.

운동을 하면 대부분의 스트레스가 확 줄어듭니다. 분명히. 운동해도 줄어들지 않은 스트레스가 있다는 이야기는 저 자신의 경험으로도 그렇고, 회원들에게서도 아직 단 한 번도 듣지 못했습니다.

심플 피트니스

무작정 안 먹고
열심히 뛰면 된다?

  예전에는 무조건 안 먹고 열심히 뛰면 다이어트에 성공한다고 말하는 사람들이 많았습니다. 그래서 하루에 한 끼만 먹으면서 하루 종일 달리기만 하곤 했습니다. 그러면 체중이 빠질까요? 네, 줄어듭니다. 그러면 다이어트 성공 아닌가요? 아닙니다. 대부분의 경우 빠르면 며칠, 길게는 몇 달 내에 체중이 다시 늘기 시작할 겁니다. 그리고 결국 원래 체중으로 돌아가거나, 오히려 더 늘게 됩니다. 왜 이런 현상이 발생하는 걸까요?

  저는 이러한 저칼로리 유산소 다이어트를 고무줄 달리기에 비교합니다. 탄성이 아주 강한 고무줄을 커다란 말뚝에 동여매고, 허리에 그 고무줄을 묶은 채 100미터 달리기를 시작한다고 상상해봅시다. 처음에는 탄성이 있어도 견딜 만하기에 어느 정도 말뚝으로부터 벗어날 수 있습니다. 하지만 멀어지면 멀어질수록 고무줄이 당기는 힘은 강해집니다. 고무줄의 탄성과 달려 나가는 힘이 균형을 이루는 지점에 도착하게 되면 더 이상 나아갈 수 없습니다. 아무리 이를 악물고 안간힘을 써도 나아가기는커녕 제자리에서 버티는 것이 전부입니다. 시간이 흐를수록 다리가 부들부들 떨리고 마지막 힘마저 빠져나가는 게 느껴집니다. 결국 세 가지 결말이 기다립니다.

첫째, 고무줄의 탄성을 이기지 못해 다시 말뚝으로 질질 끌려갑니다. 요요현상입니다.

둘째, 고무줄이 입력을 건디지 못하고 끊어집니다. 몸 어딘가가 고장이 나는 것이죠.

셋째, 영원히 바위를 산으로 밀어 올리는 시시포스처럼 끝없이 굶주림에 고통받는 것입니다.

여러분은 어떤 결말을 원하십니까? 이런 비참한 결말에서 벗어나는 방법은 없을까요? 물론 있습니다. 간단합니다. 말뚝으로부터 100미터 거리로 옮겨가고 싶다면, 말뚝을 옮기면 됩니다. 즉, 세트포인트를 낮추는 것입니다.

우리는 지금까지 말뚝으로부터 멀어지는 것만 생각해왔습니다. 어떻게 하면 더 빠르게 말뚝으로부터 달려 나갈 수 있는지만 생각해왔습니다. 하지만 더 이상 그런 비효율적인 다이어트를 추종해서는 안 됩니다. 발상의 전환이 필요합니다. 이제 말뚝을 옮길 시간입니다.

정신력이 부족해서
살이 찐다?

우리는 모든 일을 정신력과 노력으로 평가하는 성향이 있습니다. 뭔가 남들보다 못한 것이 있으면 '노력'이 부족해서 그렇고, 남들이 잘하는데 나만 못하는 게 있으면 '정신력'으로 버티라고 합니다.

저는 노력과 정신력 모두 중요하다고 생각합니다. 운동할 때 강한 정신력과 끈기는 꼭 필요합니다. 하지만 또 한 가지 중요한 것이 바로 '요령'입니다.

앞에서 '아무리 운동을 해도 몸이 변하지 않는' 분들에 대해 이야기한 바 있습니다. 저는 이분들이 노력이 부족해서 그렇다고 생각하지 않습니다. 헬스장에 와서 한 시간씩 운동을 하고 간다는 건 분명 노력하고 있는 것입니다. 다만 근육을 자극하는 요령과 기술을 터득하지 못한 것뿐입니다. 자세는 비슷해 보여도 근육을 제대로 자극하는 법을 알지 못하면 운동이 아니라 노동입니다. 근육과 체력의 증가는커녕 부상당하기 십상입니다.

근육을 늘리고 지방을 태우기 위해 효율적인 방법을 사용해야 합니다. 우리는 몸과 대결하려는 것이 아닙니다. 네가 이기나 내가 이기나 싸우는 순간 필패합니다. 오히려 몸이 상하지 않도록 잘 달래가며 건강하고 아름다운 몸으로 바꾸어가야 하는 것입니다. 금식이나 저칼로리 다이어트, 또는 1일 1식을 해야만 다이어트에 성공한다는 고정관념에서 벗어나야 합니다. 그런 다이어트는 정신력만 강조하지만, 성공자들의 비결은 다릅니다.

우리는 정신력이 부족해서 살이 찌는 것이 아닙니다. 렙틴, 인슐린, 그렐린, 코르티솔, 세로토닌 같은 여러 가지 호르몬들에 현혹되어 살이 찐 것입니다. 근육만 깨뜨리고 체지방은 사용하지 않는 가짜 다이어트 때문에 실패한 것입니다.

중요한 것은 효율입니다. 투자한 노력 대비 얼마나 효과를 볼 수 있는지, 그 효과가 얼마나 오래 지속되는지가 중요합니다. 정신력만으로 버티는 것은 너무 가혹한 일 아닐까요? 맛있는 것도 먹어가며 건강과 외모를 유지하는 사람들이 얼마나 많은데….

이제는 내가
내 몸을 속일 차례

　세트포인트가 높게 설정되면, 충분한 지방이 쌓여 있는 상태인데도 몸은 지속적으로 공복 호르몬을 분비합니다. 대표적인 공복 호르몬인 그렐린은 배고픔을 유발시켜 자꾸 무언가를 먹게 만듭니다. 하지만 실제로 여러분은 영양 결핍 상태가 아닙니다. 우리의 몸에 속고 있는 것입니다.

　체중을 감량하기 위해 저칼로리 식사를 하면 우리 몸에서는 세로토닌이 감소하면서 우울해집니다. 칼로리 소비를 줄이기 위해 몸은 긴축 상태에 들어가 무기력해집니다. 운동을 하려 해도 할 힘이 없게 만듭니다.

　지방이 늘어나면 식욕 감퇴 호르몬인 렙틴이 분비되어 식욕을 없애야 하는데, 몸이 렙틴에 저항성을 유발시켜 식욕을 다시 높입니다.

이렇듯 우리 몸의 항상성을 유지하는 시스템이 고장 났기 때문에 살이 찌는 것입니다. 고장 난 시스템 때문에 자꾸 음식을 먹고, 체중이 늘어나게 됩니다.

이제는 그 시스템을 역으로 이용해야 합니다. 우리 몸이 체중이 줄어드는 것을 눈치채지 못하게 해야 합니다. 운동을 많이 하지 않았는데도 많이 한 것처럼 속여야 합니다. 배고픔이 해결된 것처럼 감춰야 합니다. 몸과 정면 대결하려 하지 마세요. 몸은 이미 속임수를 쓰는 데 익숙합니다. 다이어트에도 전략이 필요합니다.

속임수를 알았으니 이제 속지 않도록 노력해야 합니다. 더 나아가, 우리도 속임수를 써야 합니다. 이제 우리도 반격을 시작할 때입니다. 지금까지 우리를 속여온 몸을 멋지게 혼쭐내줄 시간입니다.

중요한 것은
체중이 아니라 몸의 변화

PT를 받는 회원들이 가장 중요하게 생각하는 것은 '체중'입니다. 저는 회원과 기준을 잡을 때 항상 '체지방률'을 가지고 설명하지만, 회원은 체중 1kg에 울고 웃습니다. 과연 체중의 숫자가 얼마나 의미가 있을까요?

다이어트를 할 때 우리가 기본적으로 전제하는 것들이 있습니다.

1. 체중(회원은 체중, 트레이너는 체지방)이 줄어야 한다.
2. 건강과 기능이 유지되어야 한다.
3. 시각적으로 아름다워야 한다.
4. 장기간 지속할 수 있어야 한다.

다이어트를 하는 이유 중 하나는 건강입니다. 누구나 건강한 상태에서의 다이어트를 희망합니다. 하지만 체중을 줄이는 것에 집착하다 보면 안타깝게도 건강은 뒷전으로 밀려나는 경우가 흔합니다.

최근 유행하는 다이어트들을 보면 심히 걱정될 때가 많습니다. 정말 위험한 방법들인데, 빠른 효과를 보겠다며 건강은 뒤로한 채 무리하게 살을 빼는 모습이 참 안타깝습니다. 체중만 줄어들고 신체의 세트포인트와 밸런스는 엉망이 되는 경우가 많습니다. 이런 경우 반드시 요요가 생깁니다. 급격한 체력 저하로 면역력이 떨어져서 갖가지 질병에 노출됩니다. 무리한 운동으로 생리가 끊기거나 관절이 상하기도 합니다. 머릿결과 피부도 낙엽처럼 푸석해지니 누가 봐도 아픈 사람입니다. 몸이 아프니 매사 예민하고 날선 성격이 됩니다.

사실, 다이어트 쉽습니다. 비법이라고 떠도는 것들, 제대로만 따라하면 체중 5~10kg 빼는 건 일도 아닙니다. 다이어트에 대한 지식이 전혀 없더라도, 그냥 무작정 굶고 뛰기만 하면 살은 쭉쭉 빠집니다. 문제는, 이런 다이어트 대부분은 초반에는 성공한 것처럼 보이지만, 100% 요요가 와서 오히려 체지방이 더 느는 경우가 다반사라는 것입니다.

근육이 빠져 체중이 줄었는데 그걸 모르고 다이어트가 잘됐다며 좋아합니다. 체지방은 그대로고 근손실만 일어났으니 요요현상의 조건이 갖춰졌습니다. 얼마 지나지 않아 근육이 빠진 자리를 체지방이 대신합니다. 근육이 빠졌으니 기초대사량은 더 낮아지고, 체력과 몸의 탄력은 더욱 떨어지며, 빠졌던 체중은 돌아오게 됩니다.

이렇게 요요를 경험하고 우울에 빠지게 됩니다. 이래선 안 되겠다 싶어 또 다이어트를 하지만, 결과는 마찬가지입니다. 이렇게 건강과 미용, 젊음과 체력을 모두 잃어갑니다.

이제 체중이라는 숫자에 연연하지 말고 다른 관점에서 다이어트를 바라봐야 합니다. 체중이 적게 나간다고 예쁜 것도 아니고, 많이 나간다고 안 예쁜 것도 아닙니다. 체중은 숫자에 불과합니다. 다이어트는 체중이 아닌 '체지방'을 줄이는 것입니다. 기능을 유지하고 아름다워지면서 체지방을 줄이는, 그런데 요요는 오지 않는 다이어트. 이것이 우리가 추구하는 피트니스입니다.

운동과
시간의 누적

'출석과 운동 결과는 대부분 비례한다.'

이는 15년 이상 꾸준히 트레이너로 일해온 제 경험을 토대로 한 결론이자 동료 트레이너들의 공통된 의견입니다.

출석을 잘해도 결과가 안 좋은 경우도 있지만, 열에 여덟은 좋습니다. 운동과 PT 결과를 극대화하는 방법이 고작 출석? 듣고 보니 당연한 내용이라 새롭지도 않을 것입니다. 누구나 당연한 이야기라고 여기기에 이런 얘기를 해주는 사람이 별로 없습니다만, 몸의 변화를 위해 가장 먼저 필요한 것은 '시간의 누적'입니다. 운동 한두 번으로 원하는 결과를 얻는다면 좋겠지만, 현실은 전혀 그렇지 않습니다.

몸은 쉽게 변하지 않습니다. 우리 몸에 내장된 세트포인트가 있기 때문입니다. 세트포인트를 변화시키려면 현재보다 강한 점진적 과부하가 필요합니다. 처음 운동을 시작하는 사람은 목표치와 현재 상태의 간극이 큽니다. 또한 몸의 근육과 심폐기능을 이용하는 데 익숙하지 못합니다. 운동을 꾸준히 했던 사람은 단시간의 운동으로도 몸을 변화시킬 수 있지만, 초보자는 시작점이 다릅니다. 스스로 느낄 수 있는 변화, 즉 운동의 결과를 만들기 위해 초보자에게 가장 중요한 건 운동 시간의 누적입니다. 제 경우, 회원에게 최소 주 2회는 나오시라 권합니다. 운동 결과를 만들기 위해서.

사람들이 오해하는 것이 있습니다. 운동을 한다고 하면 흔히 '힘든 운동'과 '고구마와 닭가슴살'만 떠올립니다. 물론 이 부분이 운동과 PT의 중요한 부분이긴 하지만, 더 중요한 것이 있습니다.

PT는 회원의 '생활 습관'을 새롭게 몸에 세팅하는 과정입니다. 올바른 방법의 운동을 기본으로 식습관 점검 후 영양 상태를 개선하고, 생활 습관을 체크하여 휴식을 더욱 효과적으로 취할 수 있도록 정기적으로 학습하는 과정입니다. 운동, 영양, 휴식 중 한 부분에만 집중해도 어느 정도는 효과를 보겠지만, 극대화하긴 어렵습니다. 효과를 극대화하고자 한다면 이 3가지 요소를 계속해서 점검하고 개선해나가야 합니다.

최종적으론 PT 수업을 통해 알게 되고 하게 된 것들을 습관이 되게 만드는 것이 이상적입니다. 그러려면 어느 정도의 연속성이 있어야 게을러지고 늘어지는 것을 방지할 수 있습니다. 좋은 습관을 형성하려면 내 몸에 정기적으로 바른 자극을 넣어줘야 합니다. 그 핵심이 정기적 출석입니다. 정기적 출석을 통해 올바른 자극과 습관을 계속 입력

할 수 있습니다. 일회성 혹은 간헐적으로 출석한다면 연속성과 지속성이 없으니 효과의 극대화는커녕 스스로 느끼는 변화조차 미미할 것입니다. 효과를 보려면 정기적 출석이 가장 중요합니다.(PT 없이 혼자 운동하는 독자께서는 PT를 운동으로 바꿔 읽으시면 됩니다.)

운동과 PT의 연속성을 살리는 정기적 출석

태어날 때부터 달리는 아기를 본 적이 있으신가요? 아기가 걷고 달리기까지는 '목 가누기－뒤집기－엎드려 기기－두 발로 서기－걷기－달리기'의 과정이 필요합니다. 운동과 PT 역시 운동, 영양, 휴식을 연속적으로 실시해야 합니다. PT는 '운동·영양·휴식'을 세팅하는 과정이며, 정기적 출석을 통해 그 과정이 물 흐르듯 쭉 흘러가야 합니다. 목표 지점이 10인 경우, 회원이 출석만 정기적으로 해도 그 연속성이 지속됩니다. 1, 2, 3, 4, 5, 6, 7, 8, 9, 10 순서대로 리듬감 있게 쭉~ 갈 수 있습니다. 연속성에 의해 몸이 기억하게 되면 재학습이 필요 없습니다. 시간의 여유가 생깁니다. 남은 시간 동안 배운 과정 그대로 전체를 반복할 수도 있고, 부족한 부분만 반복할 수도 있고, 하고 싶은 것만 골라 할 수도 있고, 선택지가 많아집니다. 다양한 선택지 가운데 PT 효과의 극대화를 위해 필요한 것만 취하면 됩니다.

정기적 출석이 안되는 경우는? 예를 들어 1, 2, 3까지 쭉 가다가 결석이 생깁니다. 다음 진도는 4지만, 바로 4로 못 갑니다. 여러분의 몸이 기억하는 그 범위에서 다시 시작해야 합니다. 우리 몸은 우상향 곡선이 아니라 계단식으로 변화합니다. 특정 단계에서 시간이 누적되어야 발전하고 다음 단계로 갈 수 있습니다. 결석이 반복되면 운동의 흐름이 끊어집니다. 발전이 없으니 재미가 없고, 변화가 없으니 운동할 이유가 없어집니다. 이 모든 것을 해결할 수 있는 열쇠가 바로 정기적 출석입니다.

아무리 피곤하고 귀찮고 힘들어도 일단 출석만 하세요. 출석만 하면 나머지는 상황에 맞게 흘러갑니다. 혼자 운동을 한다면 배웠던 것을 복습하고, PT를 받는다면 나머지는 트레이너에게 온전히 맡기시기 바랍니다.

bonus

운동에도 벼락치기가 통하려면

정기적 출석이 이루어지면 연속성에 의해 스스로 변화가 일어납니다. 변화를 체감하면 이 과정에서 재미가 붙어 운동에 더 관심을 갖게 됩니다. 이 단계로 들어섰다면 운동과 PT 효과의 극대화를 넘어 습관화할 수 있습니다. 습관이 되었다면 PT 없이 혼자 운동 가능한 홀로서기에 도달한 것입니다. 이것이 최상입니다.

앞서 얘기했듯 '습관'이 최상이라면, 차선은 벼락치기입니다. 이 두 가지 모두 기간의 차이가 있을 뿐 전제는 정기적 출석입니다. 학창 시절 누구나 벼락치기 공부를 해봤을 것입니다. 벼락치기 형태로 시험 기간만 열심히 하더라도 어느 정도의 성적은 냅니다.

벼락치기는 주로 안 좋은 의미로 사용되지만 제 생각은 다릅니다. 벼락치기의 장점은 단시간에 최고의 집중력을 발휘해서 '결과'를 만드는 것입니다. 최고는 안 되지만 어느 정도의 결과는 가능합니다. 벼락치기 역시 띄엄띄엄 해서는 실패합니다. 내일 다 까먹을지라도 벼락치기가 성공하려면 일정 기간만큼은 보고 또 보고, 외우고 또 외우며 집중적으로 해야 합니다.

이것을 운동에 대입하면 '약간의 결과'는 만들었으나 '습관화'가 안 된 경우가 바로 벼락치기에 해당합니다. 습관화가 안 됐을 뿐, 투자한 비용과 시간 이상의 결과는 만들었으니 성공 아닌가요? 벼락치기를 통한 결과를 만드는 데도 필요한 핵심은 역시 바로 '정기적 출석'입니다. 이 벼락치기조차 하지 않는 경우가 정기적으로 출석하지 않는 것에 해당합니다. 잦은 결석의 경우 어떤 결과도 얻을 수 없습니다. 여러분은 진정 어떤 결과를 원하시나요?

우선 초보자라면 작심삼일 형태로 벼락치기를 해보길 권합니다. 정기적으로 작심삼일을 하면 최소한 투자 이상의 결과는 보장합니다. 벼락치기도 안 하면서 결과를 바라는 것은 욕심입니다. 벼락치기를 했는데 나랑 잘 맞는 것 같고 재미있고 흥미가 생긴다? 그럼 그 작심삼일을 1회로 끝내는 것이 아니라 10회로 만들어봅시다. 작심삼일이 10회면 무려 한 달입니다. 작심삼일을 총 30회쯤 하면 석 달이 됩니다. 대개 이 정도면 몸과 습관의 변화가 생길 것입니다. 여기까지 왔다면 이제 마음 가는 대로 하세요. 더 가도 되고, 멈춰도 좋습니다.

저 같은 경우 작심삼일 형태가 100회 이상이 되었고, 이게 구르는 눈덩이가 되어 '트레이너'라는 직업으로 책을 통해 여러분을 만나고 있습니다. 정기적 출석을 통해 투자한 것 이상의 효과를 꼭 얻으시기 바랍니다.

내 몸은 지금 어떤 상태일까
인바디 측정 결과 해석하는 법

　요즘은 동네 헬스장에도 인바디 기기가 있을 정도로 흔해졌지만, 2000년대 초반까지는 체성분 측정 한번 하려면 병원이나 보건소에 가야 했다는 사실을 아시나요?

　여러분은 인바디 측정 결과를 스스로 분석하고 판단할 수 있어야 합니다. 학교 성적표를 보고 바로바로 판단하듯 말입니다. 인바디 해석은 알면 쉽습니다. 약간의 시간만 할애하면 스스로 할 수 있습니다. 어떻게? 함께 알아볼까요?

　집에 TV나 에어컨이 있을 것입니다. 좋은 기기일수록 기능이 다양하지요. 그런데 우리가 그 기능들을 모두 다 알고 사용하나요? 다양한 기능이 있으면 좋시반, 사주 쓰는 기능은 한징직입니다. 핵심 기능만 잘 사용하면 그걸로 충분하지 않나요? 인바디도 마찬가지입니다.

인바디 결과지를 보면 체중, 근육량, 체지방량, 체지방률은 물론 체질량지수(BMI), 복부지방률, 기초대사량, 체수분량, 단백질, 무기질, 내장지방, 신체발달 점수 등 아주 많은 수치가 나옵니다. 당연히 우리 몸에서 의미 있는 수치들만 측정했을 것입니다. 복부지방률, 기초대사량, 체질량지수도 물론 중요하지만, 핵심은 다음 4가지입니다. **체중, 근육량, 체지방량, 체지방률.** 이 중에서도 체중은 결과를 나타내는 단순 수치일 뿐, 근육량, 체지방량, 체지방률이 더 중요합니다. 이것이 우리의 건강과 외모를 결정짓는 핵심입니다. 이 4가지에 대해 상세히 알아보겠습니다.

체중 · 근육량 · 체지방량 · 체지방률 해석하는 방법

가상의 인물을 예로 들어 이야기해봅시다.

30세 여성의 인바디 결과

나이	성별	키	체중	근육량	체지방량	체지방률
30세	여성	167cm	60kg	30kg	12kg	20%

대부분 체중이 가장 먼저 눈에 들어올 것입니다. 체중만 보자면 이 여성은 스스로 뚱뚱하다고 생각할 가능성이 아주 큽니다. 사실 167cm에 60kg이면 지극히 정상 체중입니다. 그런데 이 여성이 원하는 건 고

등학교 시절의 48kg입니다. 167에 48kg의 실제 모습은 아마 뼈밖에 없는 앙상한 체형일 것입니다. 여러분이 원하는 건강한 외모가 아닐 가능성이 아주 큽니다.

체중을 보면서 가장 먼저 생각해야 할 부분은 근육질의 체중인지, 지방질의 체중인지입니다. 확인을 위해 근육량, 체지방량, 체지방률을 한번 볼까요?

체중 60kg의 여성이 30kg의 근육을 가지고 있다면 근육량이 많은 편입니다. 167cm, 60kg의 30대 여성의 경우 대략 22.5~27.5kg 정도가 근육량 표준 범위입니다. 표준 범위는 성별, 나이, 키에 따라 조금씩 달라지니 여러분이 측정한 인바디 결과지의 표준 범위를 체크해주세요. 이 여성의 경우 표준 범위의 최상위보다 무려 2.5kg이나 더 많습니다. 근육질에 해당합니다. 대개 오랜 기간 꾸준히 관리한 경우일 것입니다(운동 없이도 이 정도 수준인 경우도 꽤 있으나 예외로 하겠습니다).

이 60kg의 여성은 뚱뚱한 편이라기보다는 아마 굉장히 탄력 넘치는 외모를 지니고 있을 가능성이 큽니다. 본인이 불편함이 없다면 조절하지 않아도 됩니다.

자, 이제 체지방량과 체지방률을 살펴봅시다. 이 여성의 경우 체지방량이 12kg이었습니다. 자기 체중에서 체지방량이 얼마나 되는지를 나타내는 게 체지방률입니다. 체중 60kg에서 체지방 12kg은 1/5, 20%에 해당합니다.

여성의 경우는 체지방률 18~28%를 징싱 범위로 봅니다(남성의 경우는 10~20%). 여성이 남성보다 8% 정도 기준이 높게 잡혀 있습니다. 임

신과 출산을 위해 여성은 남성보다 태생적으로 체지방이 많게 설계되어 있습니다.

정상 체지방률은 18~28%인데 위 여성의 경우 20%밖에 안 됩니다. 근육이 30kg이나 되는데 체지방률은 20%밖에 안 됩니다. 우리가 원하는, 근육은 많고 체지방은 적은 이상적인 상태입니다. 이런 그녀를 누가 뚱뚱하다고 말할 수 있을까요?

체중보다 더 신경 써야 할 것은?

체중도 중요하지만 단순 수치일 뿐입니다. 그래서 '근육량, 체지방량, 체지방률'에 주목해야 합니다. 예전보다 체중이 줄었더라도 체지방 위주로 빠져야 제대로 된 다이어트입니다. 만약 근육 위주로 빠져서 체중이 줄었다면 이는 실패한 다이어트입니다. 수치상으로 체중이 줄었더라도 근육과 지방의 정도에 따라 외모와 건강 상태는 완전히 달라집니다.

예를 들면 굶거나 1일 1식 다이어트처럼 안 먹어서 체중을 줄이는 경우 우리 몸은 근육부터 에너지원으로 끌어다 쓰게 됩니다. 이 경우 체지방은 그대로인데 근육만 빠졌으니 신체 탄력은 더 떨어집니다. 체중은 줄었지만, 몸의 비율은 더 나빠집니다. 자신의 외모에 만족하지 못할 테니 계속 다이어트를 하게 됩니다. 악순환입니다. 결국 요요가 오게 되고, 시간이 지날수록 몸의 비율도, 건강도, 외모도 더 나빠지게 됩니다. 그저 체중만 봐서는 안 되는 까닭입니다. 내 체중에서 근육량은 얼마고, 체지방량은 얼마며, 내 몸의 체지방률은 몇 퍼센트인지, 즉 체중을 구성하고 있는 콘텐츠를 봐야 합니다.

체중도 물론 중요합니다. 그러나 여러분이 원하는 게 건강, 미용, 외모의 개선이라면 '근육량, 체지방량, 체지방률'을 봐야 합니다. 성별, 나이, 키에 따라 필요한 근육량이나 체지방량은 모두 다릅니다. 이것을 먼저 본 뒤 후순위로 체중을 보는 것입니다. 인바디 측정 결과를 보면 정상 범위가 표시되어 있으니 참고하세요.

인바디 결과지가 여러 장 있으세요? 그러면 오래된 것부터 최신순으로 차례차례 분석해봅시다. 일정한 패턴이 보일 것입니다. 여러분의 건강이 개선되고 있는지, 유지되고 있는지, 나빠지고 있는지 한눈에 볼 수 있을 것입니다.

제가 복부지방률, 기초대사량 같은 것을 1순위에 넣지 않은 이유는 그것들이 근육량과 체지방량의 변화에 따라 움직이는 종속변수에 해당하기 때문입니다. 보통의 경우 근육량이 늘고 체지방량이 줄어들면 복부지방률이 떨어지고, 기초대사량은 높아집니다. BMI도 단순히 키와 몸무게만 따진 수치일 뿐, 여러분 몸의 콘텐츠를 표현하지 못합니다.

우리 몸의 건강과 외모는 체중이 아니라 '근육량, 체지방량, 체지방률'이라는 콘텐츠에 좌우된다는 사실을 명심하시기 바랍니다.

정신력과 체력은 운동으로 만드는 것

우리는 정신력과 멘탈에 대해 자주 얘기합니다. 특히 운동선수의 정신력과 멘탈에 감동하기도 하고, 혹평하기도 합니다. 그뿐인가요? 우리는 A는 정신력이 어떻고, B 는 멘탈이 어떻다며 주위 사람들을 평가하기도 합니다. 저 역시 늘 평가하고, 늘 평가받습니다. 자 여기서 여쭙습니다. 정신력과 멘탈은 타고나는 부분인가요? 타고나는 것이 크지만, 노력 여하에 따라 얼마든지 발전도, 퇴보도 가능하다고 생각합니다.

『미생』에 이런 명언이 나옵니다.

"네가 이루고 싶은 게 있거든 체력을 먼저 길러라. 평생 해야 할 일이라고 생각되거든 체력을 먼저 길러라."

저는 매우 공감합니다. 자기관리의 기본이자 핵심이 체력관리입니다. 체력이 없는 사람은 우선 내 몸 간수도 힘드니 늘 피곤하고 매사에 의욕이 없습니다. 의지와 정신력으로 극복하려 해도 체력이 없으면 더 나아갈 수 없습니다. 여기서 중요한 사실이 있습니다. 내가 꾸준한 운동을 통해 체력을 비축해두면 그게 곧 정신력과 멘탈에 선순환을 일으킨다는 것입니다. 그 정신력엔 인내심, 끈기, 자존감, 역경에 대처하는 자세 등도 포함됩니다.

저는 10~12시간씩 논스톱으로 PT를 하기도 합니다. 그걸 알게 된 회원들 가운데는 염려하는 마음으로 응원도 해주시고, 이런 카톡도 보내주십니다.

"진짜 수업이 계속 있어서 힘드실 만도 한데 어떻게 늘 웃으실 수 있나요??"

"선생님 얼굴 보면 너무 항상 웃는 얼굴이셔서 힘드실까 봐 맘 쓰이다가도 오히려 제가 더 힘이 나서 집 가게 돼요. 진짜로 수업을 즐기시면서 하는 게 느껴져서 더 재밌어요."

빡빡한 수업을 하면서도 제가 웃는 얼굴로 좋은 서비스를 제공할 수 있는 비결은 운동입니다. 2022년 한 해, 총 150회의 운동을 했습니다. 1년이 52주니 주 3회 좀 덜 됩니다. 첫째, 운동이 없었다면 체력 부족으로 빡빡한 수업을 절대 하지 못했습니다. 또한, 운동이 없었다면 피로를 핑계 삼아 개념 없게 회원들에게 가끔 짜증도 냈을 것입니다. 운동은 제가 일할 수 있는 체력을 넘어, 감정을 절제할 수 있는 정신력과 멘탈까지 잡아줬습니다.

내가 하는 일을 더 잘하고 싶고, 앞으로 더 큰 일을 감당하려면 그 무엇보다 운동 횟수를 늘려 체력을 비축해두는 것이 기본입니다. 정신력과 체력을 모두 쌓는 방법은 운동이 유일합니다.

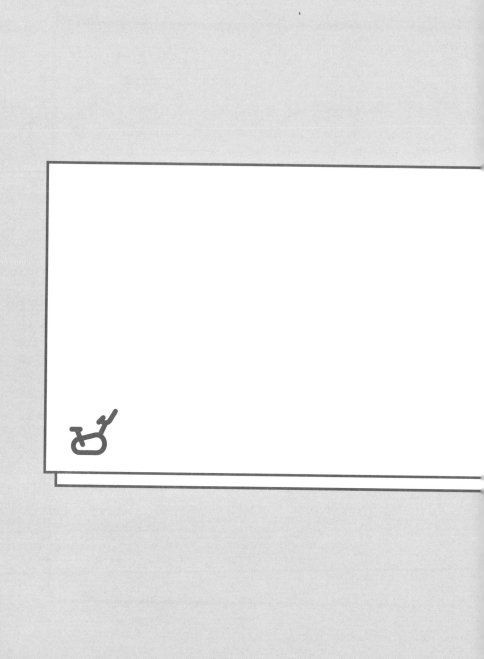

2

몸을 바꾸면 인생이 바뀐다

내 몸을 바꾸는 심플 피트니스

나보다 똑똑한 내 몸,
어떻게 속일까

헬스장에 매일 출석은 하는데 몸이 달라지지 않는 분들이 계실 겁니다. 그런 분들의 운동 모습을 살펴보면 공통점이 있습니다. 운동을 설렁설렁 한다는 것입니다.

근력운동을 하는 이유는 체력과 근육의 성장을 위해서입니다. 특히 헬스장에 오시는 분은 대개 근비대를 첫 번째 목표로 합니다. 근비대에 가장 효과적인 방법은 무엇일까요? 내 기준에 무거운 중량을 들어 올려 근육을 자극하는 것입니다. 무거운 바벨을 들어 올려 근육을 자극합니다. 힘이 들고 땀이 납니다. 그런데 도통 몸의 변화는 보이지 않습니다. 왜 그럴까요?

우리의 몸은 매우 영리해서, 근육을 사용할 때의 상황이 감당 가능한 수준인지를 정확하게 잡아냅니다. 운동을 해도 몸이 충분히 감당할 수 있는 수준이라면, 변화가 아닌 유지를 선택합니다. 그렇다면 어떻게 해야 할까요? 신체가 감당하기 어려울 정도의 자극을 주어야 합니다. 하지만 무작정 강한 자극을 주었다가는 오히려 몸이 망가지고 말겠죠.

중요한 것은 운동을 할 때 마지막 한 번을 더 들어 올리는 것입니다. 바벨을 더 이상 들어 올리지 못하겠다는 지점에서 다시 한 번을 더 들어 올릴 때 우리의 몸은 반응합니다. 살기 위해서 근육을 재생시키고 강화하는 것입니다. 힘들게 아홉 번을 들어 올렸음에도 사력을 다한 열 번째가 없다면 몸은 변하지 않습니다. 이것이 근육을 길러야만 살아남을 수 있다고 인지시키는 과정입니다. 신호를 계속 받으면 몸은 그에 맞춰 근육을 성장시킵니다.

이 점을 알고 있다면 힘든 타이밍에 바벨을 내려놓기가 고민되실 텐데요. 이왕 한 거 조금만 더 버텨보세요. 더 할 수 없을 것 같은, 정말 마지막이라 생각한 시점에서도 한두 번은 더 할 수 있습니다. 이때 필요한 것이 바로 파트너 혹은 트레이너입니다. 마지막 한 번을 더 하다 다치지 않도록 옆에서 보조해주는 사람이 필요합니다. 파트너나 트레이너가 없어서 못 하신다면? 그래도 방법이 있습니다. 그 한 개만큼은 몇 초 쉬다가 다시 해보세요. 분명히 됩니다!

다이어트는 우리의 몸을 달래고 속이는 과정입니다. 근력운동도 마찬가지입니다. 바벨에 깔려 일어나지 못하는 상황인 것처럼 몸을 속이고 달래서 하나를 더 해보십시오. 올라가지 못하면 낭떠러지에서 떨어질 것처럼 턱걸이를 하십시오. 눈앞의 폭포로 휩쓸려 가지 않으려는 것처럼 케이블 로프를 당기십시오. 그 정도는 되어야 몸이 속아주고 달램에 응해 힘을 내줍니다. 진심을 담지 않으면 속일 수도 없고, 달랠 수도 없습니다.

뷔페식 운동이냐, 단품 운동이냐
운동의 질

여러분은 운동을 할 때 어떤 식으로 하나요? 오랜 시간 회원들의 운동 패턴을 지켜보니 뷔페식 운동과 단품 운동, 두 가지로 나뉘더군요.

뷔페식 운동을 하는 사람

– 어디에 좋다는 운동 이것저것 다 해봅니다.

– 시대의 변화와 추세에 맞춰 유행하는 운동은 다 해봅니다.

– 한 가지에 쉽게 질리는 성향이라 다양한 운동을 합니다.

– 언론과 전문가들이 소개하는 대로 편중되지 않게 다양한 자극과 느낌을 원합니다.

단품 운동을 하는 사람

- 수많은 운동 중 몇 가지만 추립니다. 미련스러울 정도로 그것만 합니다.
- 어제 한 운동과 오늘 한 운동, 심지어 내일 할 운동도 비슷비슷한 패턴입니다.

뷔페식 운동의 핵심이자 장점은 다양성입니다. 여러 가지 다양한 운동을 통해 신체 발달과 건강을 추구합니다. 취지는 좋으나 실제로는 좋은 결과를 내기 어렵습니다. 매일매일 시간 내서 공들여 운동하는데 몸이 예뻐지거나 건강해지기는커녕 체지방 관리도 안 되고, 심지어 건강 상태가 하향곡선을 그린다면, 뷔페식 운동 때문일지도 모릅니다.

뷔페식 운동이 좋은 결과를 만들지 못하는 이유는 무엇일까요?

첫째, 자극의 양 자체가 떨어집니다. 우리 몸이 변화하고 건강이 개선되기 위해선 지속적인 자극이 필요합니다. 무슨 일에든 임계치가 있듯 웨이트트레이닝도 마찬가지입니다. 뷔페식 운동을 하면 운동의 가짓수가 많아서 한 운동당 할애하는 시간이 크게 부족합니다. 따라서 자극의 양 자체가 적습니다.

둘째, 자극의 질 또한 떨어집니다. 한정된 시간에 이 운동 저 운동 다 하다 보면 결국 제대로 하는 게 없습니다. 국민운동으로 알려진 스쿼을 예로 들어봅시다. 스쿼을 하긴 했지만 한계점에 크게 못 미친 채 끝냈다면 어떨까요? 워밍업 수준의 운동이 되고 맙니다. 기본운동이라 이미 잘 알고 있는 스쿼만 하더라도 최소한 매 동작, 세트마다 집중해 그날의 컨디션에 적합한 한계점 근처까지 끌어올려야 합니다. 발 위치에 따라 자극되는 부위도 조금씩 다릅니다. 스쾃 한 동작만 가지고도 동작을 흉내 내는 수준이 아니라 깊이 있게 들어가야 합니다. 정확한 자세로 정확한 자극을 주어 운동 효과를 높일 수 있도록 여러 가지를 조합해야 합니다. 강도를 높이는 건 무게와 횟수가 전부가 아닙니다. 자세, 속도, 휴식 시간, 관절 가동범위를 잘 설정하면 무게와 횟수를 낮추면서도 더 강도 높은 운동을 할 수 있습니다.

누구나 다 같은 스쾃을 하는 것 같아도 겉보기에만 그럴 뿐, 운동할 때의 마음가짐과 자세에서 운동 내용과 동작의 질이 확연히 차이가 납니다. 이런 것이 운동 결과를 좌우하는 운동의 '질'입니다. 우리 몸은 내가 대충 운동하는지, 임계치를 넘어서는지 잘 알고 있습니다. 뷔페식으로 여러 가지 운동을 하게 되면 한 운동에 깊이 있게 몰입할 수가 없습니다. 뷔페식 운동으로는 결과를 만들어내기 어려운 이유입니다.

그렇다면 단품 운동은 항상 옳을까요? 운동 종목을 잘못 선택하면 이것 역시 필패입니다. 예를 들어 근육량을 늘리는 게 목표인데 킥백, 덤벨 컬, 버터플라이, 이너타이 같은 운동만 계속하는 경우가 바로 이에 해당합니다. 시간을 아무리 들여도 근비대 효과는 매우 떨어집니다.

그렇다면 어떤 단품 운동을 해야 할까요? 제가 회원님에게 기를 쓰고 알려드리는 핵심 운동 몇 가지는 다음과 같습니다.

근육 증가와 체지방 감량, 건강 개선을 위해 스쾃, 데드리프트, 벤치 프레스(초보자는 푸쉬업부터), 턱걸이, 런지까지 5가지 근력운동과 심폐 기능 향상을 위한 러닝까지, 이렇게 총 6가지를 기본이자 핵심으로 알려드립니다. 번외로 제가 오버헤드 프레스를 잘 못해서 회원께 안 알려드리지만, 오버헤드 프레스도 정말 좋은 운동입니다. 가능하면 배우고 익히세요.

"무조건 어렵고 힘들게 운동을 시키거나 불필요하게 이런저런 운동을 시키는 것보다 정말 필요한 것 위주로 단순하게, 그래서 그것만 믿고 따라가면 성과를 볼 수 있도록 해주시는 점이 제게는 정말 좋았습니다. 단순하지만 효과 좋은 식단 조절까지 병행했고요."

제가 지도한 회원이 남겨준 후기의 일부입니다. 석 달 동안 주 2~3회의 운동을 통해 근육량은 유지하면서 체지방만 10.2kg이나 쏙쏙 골라 뺀 분의 후기인데, 회원 본인도 성공 비결을 이렇게 얘기합니다.

운동도 식단도 선택의 개수가 많아지면 혼란만 주고 쓸데없는 변수가 많아집니다. 이렇게 되면 변화를 위한 임계치에 도달하기 어렵습니다. 양이 채워지지 않으니 당연히 질적 향상도 기대할 수 없습니다. 각자의 근력 수준, 건강 상태, 생활 습관을 고려해 핵심 운동 몇 가지와 음식을 추려서 최대한 단순하게 반복해 변화를 끌어내야 합니다.

처음 며칠이 어렵고 반신반의할 뿐, 몸이 변화하는 게 보이고 느껴지면 자발적으로 더 열심히 하게 됩니다.

결과가 보장되는 단품 핵심 운동
팔굽혀펴기, 턱걸이, 스쾃

초보 회원의 경우, 저는 보통 맨몸 운동부터 시작합니다. 자기 몸을 컨트롤할 수 있어야 외부 중량을 다루는 웨이트트레이닝에서 효과를 볼 수 있다고 생각하기 때문입니다. 이 과정에서 근신경계가 발달하며, 근력이 생기고, 결국 근육이 붙게 됩니다. 시간이 지날수록 올바른 동작을 구현하게 되고, 점차 운동할 수 있는 몸으로 최적화되어갑니다. 정확한 자세가 체득되니 부상과는 점차 거리가 멀어집니다.

핵심 운동 세 가지만 설명해보겠습니다. 팔굽혀펴기, 턱걸이, 스쾃입니다.

저는 정자세로 일정 횟수 이상의 팔굽혀펴기가 가능할 때 벤치프레스를 알려줍니다. 정자세가 안 나오거나 팔굽혀펴기 횟수가 기준치에 모자랄 때는 팔굽혀펴기보다 하위 단계인 '무릎을 바닥에 대고 하는 팔굽혀펴기'를 알려줍니다. 바른 자세를 익히고 기초 근력을 키우기 위해서입니다. 벤치프레스의 자세를 180도 바꿔보시기 바랍니다. 벤치에 누워 있는 자세 대신 바닥에 엎드렸다고 생각해보세요. 그 자세로 몸을 밀어 올리면 그게 팔굽혀펴기입니다. 팔굽혀펴기가 잘 안 되는데 어떻게 벤치프레스를 잘할 수 있겠습니까. 기초부터 다져야 합니다.

턱걸이는 한 개 하기도 쉽지 않습니다. 십중팔구 단 한 개도 하지 못합니다. 이런 경우 어떻게 할 것 같은가요? 보조를 받아 턱걸이를 하게 할까요? 아닙니다. 턱걸이나 데드리프트는 '악력'에 따라 한계가 정해지므로 악력 강화를 위해 매달리기부터 시킵니다. 턱걸이가 가능하려면 최소 30초는 매달릴 수 있어야 합니다. 이 과정에서 여러분의 손가락엔 점차 굳은살이 박이고 통증이 생길 것입니다. 턱걸이를 향한 과정의 일부입니다.

악력이 갖춰지면 풀업 밴드를 이용해 턱걸이를 시작합니다. '순수 턱걸이 단 1개'를 '정자세'로 할 수 있을 때까지는 계속 풀업 밴드의 도움을 받습니다. 보조운동으로 악력 운동을 합니다. 턱걸이를 최소 10개 정도 하고 싶다면 1분 이상은 매달릴 수 있어야 합니다. 이처럼 각 단계에 맞게 '양'이 충족되어 임계치를 넘게 되면 다음 단계로 넘어갑니다. 이 정도는 돼야 질을 논할 수 있습니다.

스쿼트 역시 맨몸 스쿼트부터 시작합니다. 양이 채워져 질적으로 완성된 동작이 나올 때, 맨몸 스쿼트으로 몸에 일정한 자극을 줄 수 있을 때 비로소 무게를 더헤드립니다.

뷔페식 운동 대신 핵심 운동 몇 가지만 꾸준히!

저는 뷔페를 안 좋아합니다. 가짓수는 많아도 입 짧은 제겐 먹을 만한 음식이 별로 없어서 만족도가 낮습니다. 뷔페에서 필요 이상으로 여러 가지 음식을 먹다 보면 자칫 과식하게 되고, 음식 본연의 맛을 느끼기 힘들며, 배가 찰수록 만족감은 더 떨어집니다. 저는 2010년경부터 단품 메뉴로 돈가스를 가장 좋아합니다. 질리는 날이 올까 궁금하기도 합니다. 제가 먹는 음식 중 돈가스는 제게 가장 큰 행복을 주며, 단품 메뉴 딱 하나일 뿐인데 먹기 전부터 행복에 젖게 됩니다.

운동 역시 마찬가지입니다. 부차적인 운동 위주로 가짓수만 늘리면 운동량도 많고 시간도 많이 드는데 결과는 신통치 않습니다. 그러니 재미도 없습니다. 여러분이 운동을 오랜 기간 꾸준히 했음에도 불구하고 늘 제자리걸음 수준이라면 뷔페식 운동을 하고 있는 건 아닌지 자문해보세요. 뷔페식 운동의 단점이 바로 단품 메뉴로 소개한 핵심 운동의 장점입니다.

앞서 말한 형태로 핵심 운동만 하면 편식 운동 아니냐고 할 수도 있습니다. 핵심 운동들은 모두 많은 관절과 많은 근육이 함께 협응하는 다관절 복합운동입니다. 그 운동 속에 이미 다양성이 포함되어 있습니다. 전신을 자극할 뿐 아니라 부가적으로 신진대사, 성장호르몬 분비의 활성화에도 긍정적 영향을 미칩니다. 원하는 결과를 만드는 핵심적 운동을 선택하여 집중하세요. 부상에 유의하고 단순화해서 쭉 나아가세요. 노력이 누적되면 원하는 결과는 무조건 따라옵니다.

단품 핵심 운동은 이렇게!
운동 종류, 세트 수, 횟수, 휴식 시간 세팅법

앞서 단품 핵심 운동에 관한 이야기를 나눴습니다. 내 운동에 적용하려니 좀 막막하시죠? 세팅하는 방법은 활용하기 나름이라 가짓수가 엄청납니다. 가짓수가 너무 많으면 헷갈리니 기본 수준에서 세팅해보겠습니다.

운동 종류와 세트 수 세팅

메인 운동(1가지) 세트 수 : 10세트 내외(8~12세트)

서브 운동(1~2가지) 세트 수 : 5세트 내외(4~6세트)

해당 부위의 메인 운동은 다관절 운동입니다. 많은 관절과 근육이

부위		종목	횟수	세트 수	총세트 수	휴식 시간
하체	메인 (주)	스쾃		10세트 내외 (8~12세트)		
	서브 (보조)	런지		5세트 내외 (4~6세트)		
등	메인 (주)	데드리프트		10세트 내외 (8~12세트)	메인+서브 운동 합쳐서 최소12set 최대18set	
	서브 (보조)	풀업		5세트 내외 (4~6세트)		
가슴	메인 주)	벤치프레스		10세트 내외 (8~12세트)		
	서브 (보조)	덤벨프레스	8~12회	5세트 내외 (4~6세트)		최소 30초 ~ 최대 3분
어깨	메인(주)	오버헤드 프레스		8세트 내외 (7~9세트)		
	서브 (보조)	래터럴 레이즈		5세트 내외 (4~6세트)		
삼두	메인 (주)	라잉 트라이셉스 익스텐션		8세트 내외 (7~9세트)	메인+서브 운동 합쳐서 최소11set 최대15set	
	서브 (보조)	킥백		5세트 내외 (4~6세트)		
이두	메인 (주)	바벨컬		8세트 내외 (7~9세트)		
	서브 (보조)	해머컬		5세트 내외 (4~6세트)		

동원됩니다. 스쾃, 데드리프트, 벤치프레스 등의 운동에 해당하지요. 해당 부위의 근비대에 최적화되어 있습니다. 해당 부위에선 말 그대로 메인 운동이 가장 중요하므로 세트 수도 많이 가져갑니다. 위에 표기된 세트 수는 웜업 무게를 뺀 본운동의 세트 수입니다.

서브 운동은 메인 운동 이후라 근육이 조금 지친 상태입니다. 메인 운동 대비 근육의 디테일을 세밀하게 다듬을 수 있는 운동들로 구성합니다. 서브 운동이라고 해서 소홀히 하지 마시고, 컨디션에 맞춰 강도 유지하며 운동하세요.

횟수 세팅

횟수 : 8~12회

메인, 서브 운동 모두 횟수는 동일합니다. 정자세로 최소 8회 이상 들 수 있는 무게부터 최대 12회까지 가능한 무게로 세팅합니다. 내가 세팅한 무게에 정자세로 8~12회가 가능할 땐 무게를 올리고, 세팅한 무게로 8회를 하지 못할 때는 무게를 낮춥니다. 이와 같은 방법으로 자기 무게를 찾으면 부상의 위험은 줄고, 근비대엔 가장 적합한 중량이 맞춰집니다. 초보자의 경우엔 중량과 횟수만 잘 세팅해도 '점진적 과부하'가 가능합니다. 점진적 과부하를 시도할 때 건, 인대, 신경계 역시 함께 발달시키는 일을 자칫 간과하기 쉽습니다. 그러나 건, 인대, 신경계는 근육보다 발달 속도뿐 아니라 회복 속도도 느려서 시간이 필요합니다. 이 점을 간과하면 부상이 오기 쉬우니 꼭 점진적 과부하가 되도록 운동해야 합니다.

휴식 시간 세팅

휴식 시간 : 30초 ~ 최대 3분

목적	근지구력 향상	근비대	근력 향상
쉬는 시간	최대 1분 내외	1분~3분	3분~5분

1분, 2분 이런 식으로 휴식 시간에 나름의 기준을 잡아둡니다. 피로도와 회복의 정도에 따라 30초 단위로 줄였다 늘렸다 합니다. 제 경우 2분 정도로 잡아두고 30초 단위로 조정합니다. 힘들지 않을 땐 휴식 없이 바로 다음 세트를 진행하고, 보통은 3분을 최대 휴식 시간으로 잡습니다. 보통의 8~12회 반복에선 이러한 기준에 맞춰 진행합니다. 예외적으로 1~6회 반복의 근력 향상을 위한 고강도 운동 때엔 4~5분씩 쉽니다.

결론

혼란을 막고자 운동 부위와 종목에 메인 1가지, 서브 1가지 해서 총 2가지 운동만 표기했습니다. 저는 한 부위당 많으면 3가지 운동(메인 1+서브 2), 보통 2가지 운동(메인 1+서브 1)으로 끝냅니다. 표에는 편의

상 하체 메인을 스쾃, 등 메인을 데드리프트로 적었으나 저는 운동할 때 스쾃, 데드리프트를 하체로 잡고 하루씩 따로 합니다. 허리만 괜찮으면 주 2회 하체 운동을 하려 애씁니다. 그리고 스쾃, 데드리프트, 벤치를 할 때는 그 운동 한 가지로 끝내는 경우도 많습니다. 그래서 몸이 별로일까요? (웃음) 저도 멋진 몸을 만들고 싶은 욕심이 있으나 역량도 안 되고, 제 운동의 목적은 체력과 건강 관리라 이렇게 합니다(누군가는 저처럼 하고도 굉장한 몸을 만들고 유지합니다).

위의 제 방식과 달리 보통의 프로그램은 한 부위당 3~5가지 운동에 4~5세트씩 합니다. 보디빌딩 혹은 육체미를 극대화하고자 하는 경우엔 다양한 근육을 골고루 자극해야 하니 이런 형태로 가는 게 일반적입니다. 이렇게 해서 몸 좋은 사람도 많지만, 아닌 사람도 많습니다. 모두 하기 나름이며, 자기에게 맞고 안 맞고의 차이입니다. 부위별로 운동 종목, 횟수, 세트 수, 휴식 시간만 잘 세팅하면 이 역시 단품 핵심 운동입니다. 운동 프로그램에 있어 오답은 있어도 정답은 없고, 프로그램을 바꾸다 보면 자기에게 맞는 게 나타나게 됩니다. 앞의 표 그대로 운동하셔도 좋고, 참고로 하여 운동 종목, 횟수, 세트 수, 휴식 시간까지 독자 여러분의 기호에 맞게 바꾸셔도 좋습니다. 안전하지만 강도를 뽑아낼 수 있는 운동으로 원하는 바를 이루시길 기원합니다.

턱걸이 0개에서
10개 만드는 비법

운동 초보자에게 최고의 로망은 무엇일까요? 십 중 육칠은 남들 보기에 멋있게, 폼 나게 턱걸이를 '딱!' 하는 것입니다. 반동을 이용하거나 낑낑대며 올라가면 폼이 안 납니다. 양팔 넓게 벌려 완전히 쭉 편 상태로 시작해 가슴이 바에 닿도록 올라갔다 내려오는 정자세로 턱걸이를 해야 폼이 납니다. 나도 멋지게 할 수 있을 것 같아 힘차게 당겼는데…, 내 몸은 꿈쩍도 하지 않습니다.

"아 창피해…"

매우 훌륭한 운동임에도 불구하고, 많은 초보자들이 이 단계에서 실패만 반복하다 해결책을 찾지 못해 철봉을 쳐다보지도 않는 불상사가 일어납니다. 대체 어떻게 해야 나도 멋지게 턱걸이를 할 수 있을까요?

심플 피트니스

악력을 길러라

악력은 턱걸이를 하기 위한 가장 기본이자 필수 요소입니다. 하지만 간과됩니다. 다른 사람들이 멋지게 턱걸이하는 것만 봤지, 그 중간 과정을 모르기 때문입니다. 그래서 '나는 죽어도 턱걸이가 안 돼!'라고 생각하며 포기하는 초보자들이 많습니다. 턱걸이를 하기 위해선 최소한 내 체중을 끌어올리고 버틸 수 있는 수준으로 악력이 좋아야 합니다. 아무리 힘이 좋아도 악력이 안 받쳐주면 턱걸이는 불가능합니다.

초보자라면 20초 매달려 있기도 힘듭니다. 매달리기만 해서 언제 턱걸이를 할 수 있을지 조급한 마음이 들겠지만 일단 매달려보세요. 하다 보면 악력이 늡니다. 정자세의 턱걸이 한 개를 위해선 최소 30초는 버틸 수 있어야 한다고 생각합니다. 악력을 기르기 위해 매달리다 보면 손바닥 쪽의 손가락 마디마디에 굳은살이 밸 것입니다. 주변에 턱걸이 잘하는 사람이 있으면 손바닥을 한번 보세요. 턱걸이 잘하는 사람치고 손 매끈한 사람이 없습니다. 몸 좋다 싶은 사람일수록 손바닥이 지저분합니다. 저는 손바닥도 곱고 깨끗합니다(웃음). 정자세의 턱걸이를 10개 정도 한다면 일반인으로선 충분히 멋질 듯합니다.

이렇게 최소 30초 정도 매달릴 수 있는 악력이 된다면 다음 단계로 넘어갑니다.

밴드, 어시스트 머신 또는 보조자 이용

악력으로 30초 버티는 단계를 거쳤으면 이제 턱걸이를 시도해봅니다. 바로 턱걸이가 가능한 경우도 있지만, 대부분 안 됩니다. 악력으로 버티는 힘은 길러졌으나 턱걸이에 필요한 근신경계와 근육은 아직 부족하기 때문입니다. 반동을 이용하게 되면 잘못된 습관이 생겨 자세를 교정할 수 없으므로 이 단계에선 차근차근 자세를 만들어나갑니다. 때가 되면 될 터이니, 자세에 집중!

혼자서 할 수 없다면 도움을 받습니다. 풀업 밴드나 어시스트 머신을 활용해도 좋고 보조자를 활용해도 좋습니다. 지금 단계에선 이렇게 턱걸이 자세를 만듭니다. 횟수보다는 무조건 자세에 집중합니다. 단 1개를 하더라도 정자세를 유지하면서 당겨봅니다.

보조자의 도움을 이용하면 체중 부하를 많이 줄일 수 있습니다. 맨몸으론 안 되니 보조를 받는 것입니다. 보조자가 힘을 쓰는 정도에 따라 내가 쓰는 힘의 양도 정해집니다. 보조를 받더라도 내 운동이니 내가 '주'가 되어야 합니다. 최소한 절반 이상의 힘은 내가 써야 합니다.

풀업 밴드로 1개가 된다면 그 주 내내 아주 정확한 자세로 1개씩 10세트를 합니다. 여유가 있다면 2~3개씩 해도 좋으나 억지로 횟수만 늘리려는 욕심은 부리지 마세요. (한번 자세를 잘못 잡으면 교정이 힘듭니다.) 다음 주에는 1~2개 정도 늘려서 역시 1주일 정도 연습합니다. 이렇게 해서 근력과 올바른 자세를 계속해서 만들어나갑니다. 밴드를 이용해서 1세트에 15개 정도는 당길 수준이 될 때까지 꾸준히 연습합니다.

드디어 대망의 순수 턱걸이 시도

    남성의 경우 밴드를 이용해서 어느덧 1세트에 15개 정도가 가능하다면 악력과 자세 모두 좋아진 상태입니다. 대개 이 정도까지 오면 정자세의 턱걸이가 1~2회 정도는 가능합니다. 밴드 턱걸이와 마찬가지로, 자력 턱걸이가 단 1개를 하더라도 반드시 정자세에 힘써야 합니다. 자력으로 1개를 1~2세트 하면 힘이 빠져 더 이상 올라갈 수 없게 됩니다. 이때 운동 수준을 낮춥니다. 남은 7~8세트는 세트당 10~15개씩 보조자나 밴드의 도움을 받아서 해봅니다. 이런 식으로 채워가면 됩니다.

    자력 턱걸이는 0개에서 발전하여 1개를 할 수 있을 때까지 시간이 오래 걸립니다. 그래서 포기하는 사람이 많습니다. 이 과정에서 '나는 죽어도 턱걸이가 안 돼~'라는 탄식이 나오게 됩니다. 설사 밴드를 이용해 턱걸이를 15개 정도 했는데 자력으로는 단 1개가 안 된다고 해도 좌절하지 마세요. 그냥 지금 안 될 뿐입니다. 몇 번 더 시도하면 분명히 됩니다. 이 단계까지 온 자신을 믿고 될 때까지 매일 시도해보세요. 그러다 1개가 되면 그 성취감은 이루 말할 수 없습니다. 일단 1개가 되면 그다음부터는 빨리 늡니다. 더 효과적인 방법도 있겠지만 저는 이 방법으로 턱걸이 1개도 못 하시던 회원들을 10개 이상 하도록 만들었고, 오늘도 만들고 있습니다.

턱걸이와 체중은 반비례

　앞에서 알려준 대로 다 했고, 분명히 근력도 늘었는데도 자력 턱걸이가 안 된다면 뭐가 문제일까요? 턱걸이는 중력을 거슬러 올라가는 운동이어서 정확히 여러분의 체중과 반비례합니다. 여러분이 이 경우에 해당한다면 체지방을 빼는 데 주력하세요. 체지방 3~5kg 정도만 빠져도 몸이 쑥 올라가는 기쁨을 누릴 수 있을 것입니다.

턱걸이의 다양한
그립과 효과

턱걸이의 효과 중 으뜸을 꼽자면 굽은 등이 펴지고 말려 있던 어깨가 펴져서(라운드 숄더 개선 효과) 넓어진다는 것입니다. 요즘은 스마트폰의 폐해로 나이 불문 라운드 숄더와 거북목 형태의 구부정한 자세를 흔히 볼 수 있습니다. 여성은 2차 성징 때 가슴이 발달되고, 가슴 무게에 의해 어깨가 자연스레 앞으로 말립니다. 스마트폰 사용과 별개로 여성은 신체 특성상 등이 굽을 수밖에 없습니다.

이유야 어찌 되었든 턱걸이는 굽은 등 개선에 효과가 큽니다. (사실 턱걸이는 경추와 견관절의 가동성 확보가 필수이며, 그것이 선행돼야 부상도 막고 효과가 더 좋지만, 여기에서는 논외로 하겠습니다.)

사람들은 턱걸이라고 하면 손바닥이 운동하는 사람의 정면을 보는 풀업(pull up)과 운동하는 사람을 보는 친업(chin up)을 떠올립니다. 이

둘의 차이점과 효과에 대해 자세히 알아보겠습니다.

그립의 특징과 상황에 맞게 적용하기

턱걸이는 굽은 등을 폄은 물론, 이를 통해 등을 더 넓게 할 수도 있고, 더 두껍게 또는 더 얇게도 할 수 있습니다. 턱걸이는 너비와 두께를 동시에 잡을 수 있는, 미적으로도 꼭 필요한 운동입니다. 턱걸이 종류에 앞서 공통 효과를 좀 더 얘기하자면, 악력의 향상을 기본으로 팔꿈치 아래에 위치한 전완, 팔꿈치 위에 위치한 상완을 더욱 발달시키므로 남성에게는 더욱 건장한 팔을, 여성에게는 더 탄탄하고 미끈한 팔을 선물합니다. 있는 힘을 다 쓴 한계점까지 가게 되면 복근과 엉덩이 근육이 사용되는 느낌도 받을 수 있습니다.

풀업의 방법과 효과

오버 그립 또는 썸리스(thumbless)로 잡는 풀업의 경우 견갑골이 상하 방향으로 회전합니다. 이때 견갑골이 계속해서 밖으로 벌어졌다 안으로 모이기를 반복합니다. 바(bar)에 얼굴을 올린다는 느낌이 아닙니다. 상체를 뒤로 살짝 젖히고 가슴을 올린다는 느낌으로 풀업할 때 능형근, 광배근, 대원근 같은 수평 방향의 근섬유를 집중 자극할 수 있습니다. 견갑골이 더욱 안쪽으로 모이기 때문입니다.

요즘 라운드 숄더는 기본이고, 어깨충돌증후군으로 많은 이들이 불

심플 피트니스

편을 호소합니다. 근육이 이완되어 늘어나 있고, 제 기능을 못하는 경우가 대부분입니다. 그래서 그 부분이 아프고, 체형도 변형되는 것입니다. 풀업의 경우 이 부분을 집중 공략합니다. 수평 섬유인 이 근육들을 집중 공략하여 근육의 기능을 살립니다. 통증을 잡음은 물론, 굽은 등과 구부정한 자세가 교정되며, 더 나아가 등이 역삼각형이 되고, 등과 어깨가 넓어집니다. 풀업 때는 앞서 얘기한 등 근육 외에도 상완근과 요골근이 많이 개입됩니다. 남성들은 팔의 근육이 탄탄해지고, 여성들은 축 처진 팔을 탄력 있게 만들 수 있습니다. 통증 개선과 미용 효과에도 탁월한 운동이 바로 풀업입니다.

친업의 방법과 효과

언더 그립으로 잡는 친업의 경우 광배근 하부를 집중 공략합니다. 광배근의 상부와 중부는 근섬유의 방향이 수평입니다. 풀업할 때 집중 사용됩니다. 광배근 하부는 근섬유의 방향이 수직이라 풀업만으론 버겁습니다. 그래서 광배근 하부는 언더 그립의 친업으로 공략합니다. 넓게 잡으면 자극 주기가 어려우니 좁게 잡는 게 수직 방향의 근섬유 공략에 유리합니다. 언더 그립의 친업은 오버 그립의 풀업보다 팔꿈치를 좀 더 내릴 수 있고, 그래서 광배근 하부가 사용됩니다. '팔꿈치를 옆구리에 스치게 한다, 옆구리에 붙인다'는 느낌으로 하면 광배근 하부 근육을 더 많이 쓸 수 있습니다. 친업할 때 이와 같은 방법으로 해보시길 권합니다.

친업은 동작 내내 몸통의 전후(앞뒤) 움직임이 일어납니다. 팔을 다 펴고 가동범위를 크게 가져갈수록 전후 움직임이 커집니다. 그래서 풀업보다 요령이 좀 필요합니다. 글에서 배운 대로 의식적으로 광배근 하부를 쓰려고 해도 처음엔 이두만 펌핑되고 먼저 지치는 경우도 많을 것입니다. 친업할 때 이두는 당연히 사용되어야 할 근육이 사용된 것이니 잘못한 것이 절대 아닙니다. 초보자의 대부분은 풀업보다 친업을 더 잘하고, 더 편하게 합니다.

비하인드 풀업의 방법과 효과

비하인드 풀업의 경우 고개를 숙이고 합니다. 고개를 위로 젖히고 하는 풀업이나 친업과는 다릅니다. 풀업, 친업처럼 상체가 뒤로 젖혀지는 게 아닙니다. 상체는 수직에 가까운 상태에서 운동하므로 중력 방향 그대로 운동이 진행됩니다. 그래서 중상부 승모근을 집중 공략함과 동시에 어깨와 광배근 바깥쪽을 자극합니다. 근육의 균형 잡힌 발달을 희망한다면 필수겠지요.

역도 선수들이 비하인드 풀업을 많이 합니다. 역도는 아래에서 위로 들어 올리는 동작인 반면, 비하인드 풀업은 상체 상부의 근육이 하단부로 수축되며 몸을 끌어올립니다. 그래서 신체 밸런스를 맞추기 좋아 보입니다.

여기서 정말 중요한 부분이 있습니다. 그들이 쉽게 한다고 해서 나도 쉽게 할 수 있을 거라고 생각하면 안 됩니다. 역도 선수들은 목과 견관절의 가동성(mobility)이 매우 좋습니다. 유연성(flexibility)의 상위개념이 가동성입니다. 비하인드 풀업 류의 운동은 목과 견관절의 가동성이 필수입니다. 비하인드 풀업은 턱걸이 종류 중 견관절에 가장 큰 스트레스를 줍니다. 비하인드 풀업 내내 견갑골(날개뼈)을 뒤로 모으고 아래로 내리는 숄더 패킹에 각별히 신경을 써야 함은 물론, 운동 전후로 웜업과 쿨다운은 필수입니다. 그렇게 해도 불편을 호소하는 경우가 많습니다. 견관절 가동성이 매우 안 좋은 저는 이 운동만 하면 고생을 해서 2012년 이후로는 한 기억이 없습니다.

뉴트럴 그립의 방법과 효과

끝으로, 양 손바닥이 마주 보는 뉴트럴 그립의 턱걸이도 있습니다. 뉴트럴 그립의 경우 오버 그립과 언더 그립의 중간 성격을 띠고 있습니다. 적당한 등 근육과 적당한 팔 근육이 개입하는데, 풀업과 친업의 중간 정도로 생각하면 됩니다.

뉴트럴 그립의 특징으론 모든 그립 중 가장 강한 악력을 자랑합니다. 악력에서 가장 중요한 '지굴근'이라는 근육이 뉴트럴 그립에서 가장 활성화됩니다. 또한 팔꿈치에 부하가 가장 적게 걸립니다. 이 두 가지 이유로 턱걸이 할 때는 대부분 뉴트럴 그립을 가장 편하게 여깁니다.

저는 보통 오버 그립으로 시작해서 뉴트럴 그립으로 마무리합니다. 외측 상과염이 있는 저는 힘이 빠질수록 팔꿈치에 부하가 걸리는데 '통증의 최소화'와 '남은 악력 유지'를 위해 그렇게 합니다. 비슷한 이유로 회원들께도 풀업이나 친업으로 힘을 소진시킨 뒤 1~2세트를 뉴트럴로 하도록 권합니다. 앞에서 분명 힘을 다 썼는데, 다시 턱걸이가 됩니다. 숨겨진 힘을 발견한 회원들이 스스로 놀라곤 합니다(웃음).

각 그립에 따라 사용되는 근육이 달라지므로 근육을 다양하게 활용하고 더 건강하게 만들기 위해선 그립을 편식하지 않아야 합니다. 턱걸이는 다양한 근육을 사용하는 훌륭한 운동입니다. 여러분들도 열심히 연습하셔서 턱걸이의 즐거움과 효과를 느껴보시길 바랍니다. 처음으로 한 개를 할 수 있게 되었을 때의 성취감은 정말 최고입니다.

스마트하게 즐기는
가상현실 운동

운동 자체를 즐기지 않는 분들을 헬스장으로, 산책로로, 자전거도로로 이끄는 일은 참 어렵습니다. 며칠은 헬스장에 나온다 해도 얼마 지나지 않아 얼굴 보기가 힘들어집니다. 운동 자체가 재미없어서 하기 싫다는 분들이 많습니다.

어떻게 하면 재미있게 운동을 할 수 있을까요? 이 질문에 대한 해답을 얻기 위해 많은 사람들이 여러 가지 시도를 했지만, 완벽한 답은 찾지 못했습니다. 아마 앞으로도 못 찾겠지요? 다만 나름의 성과는 있었는데요, 그중 하나가 게임을 이용하는 것입니다.

플레이스테이션 게임기 시대에도 DDR처럼 게임과 운동을 융합한 타이틀이 있었지만, 아마 게임기가 피트니스에 제대로 접목되기 시작한 것은 닌텐도에서 Wii라는 게임기를 발매한 이후일 것입니다. 직접 컨트롤러를 휘둘러 권투나 테니스를 하는 등, 게임을 하면서 신나게 몸을 움직일 수 있어서 Wii로 운동을 했다는 사람들이 꽤 많았습니다.

그 계보는 닌텐도 스위치로 이어졌습니다. 코로나 여파로 야외나 헬스장에서 제대로 운동하기 힘들었던 사람들이 닌텐도의 대표 피트니스 게임인 링피트를 사기 위해 몰려드는 바람에 품귀 현상을 빚어 인터넷에서 7만 원대였던 가격이 25만 원까지 치솟기도 했습니다.

닌텐도 스위치 외에도 게임으로 운동할 수 있는 방법이 있습니다. 바로 가상현실 VR을 이용하는 것인데요, 특히 오큘러스에서 나온 오큘러스 퀘스트2는 40만 원 초반대의 가격에 무선과 단독 작동이 가능해서 활용도가 높아졌습니다. VR 기기라 하면 100만 원이 넘는 고가의 기계라 구입하기 망설여지는 면이 있었는데, 이제는 가격 경쟁력도 훌륭해졌습니다. VR 고글을 쓰면 완전히 새로운 가상현실이 펼쳐지는데, 팔을 움직일 때마다 가상현실의 내가 탁구채를 휘두르고 주먹을 날리니 재미가 없을 수 없습니다.

현재 오큘러스 퀘스트2에서 인기를 끌고 있는 VR 게임 몇 가지를 소개해드리겠습니다.

비트 세이버(Beat Saber)

가장 유명한 VR 게임 중 하나일 것입니다. 날아오는 상자

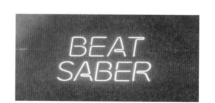

를 리듬에 맞춰 광선검으로 베는 단순한 게임인데, 단계가 올라갈수록 순발력이 필요하고, 정신없이 상자를 베다 보면 이미 온몸에 땀이 흥건합니다. 접대용으로도 좋은 게임입니다.

스릴 오브 더 파이트(Thrill of the Fight)

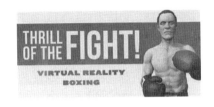

VR로 나온 권투 게임 중 가장 인기 있는 게임일 것입니다. 또한 VR 게임 중 운동량이 많기로 '악명'이 높습니다. 보통 3분 3라운드 경기를 하는데, 라운드가 끝날 때까지 때리거나 맞거나 피하는 수밖에 없습니다. 1라운드만 지나도 숨이 턱까지 차오르고, 2라운드가 지나면 팔이 느려집니다.

일레븐 테이블 테니스(Eleven Table Tennis)

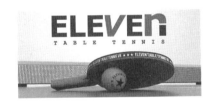

탁구를 좋아하신다면 이 게임을 추천합니다. 물리엔진이 훌륭해서 실제로 탁구를 치는 것 같은 착각을 느끼게 됩니다. 탁구를 치기 위해 탁구장을 찾아갈 필요도, 귀찮게 공을 주우러 왔다 갔다 할 필요도 없습니다.

피스톨 휩(Pistol Whip)

VR 게임 중에는 실제 총을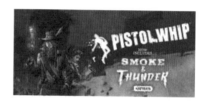
쏘는 것처럼 현실감을 느끼게
해주는 것도 있지만, 그냥 막
난사하면서 매트릭스처럼 총
알을 피하는 것도 스릴이 넘치게 마련입니다. 이 게임은 여러분을 매
트릭스의 주인공으로 만들어줄 것입니다. 신나게 쏘고 멋지게 피해보
세요!

VR 게임의 현실감을 글로 보여드릴 수 없는 점이 아쉽습니다. 운동
은 해야 하지만 재미없어서 지금껏 망설이셨다면 게임으로 운동을 시
작해보세요. 어떻게든 시작해보는 것이 중요합니다.

운동 전
식사는 어떻게?

아침에는 입맛도 없고 시간에 쫓기느라 식사를 아예 거르는 분이 많아, 아침 운동 때에는 식사 관련 문의가 적습니다. 퇴근 후 운동하러 오시는 회원들이 많다 보니 저녁 식사 관련 문의가 많지요. '공복 운동' 하고 집에 가서 식사하자니 너무 배고프고, 운동 전에 식사를 하고 집에 가자니 귀가 시간이 늦어지는 문제가 발생합니다. 결국, 원하는 것은 배고프지 않은 상태로 운동하고 한시라도 일찍 귀가하는 것입니다. 함께 알아보실까요?

운동 전 식사

운동 전 식사나 간식은 가급적 2시간 전엔 마치는 게 좋습니다. 식사

후 가장 중요한 일은 음식물 소화와 영양소 흡수입니다. 식사 직후엔 소화를 위해 혈액이 소화기관에 몰리게 되고, 소화에 필요한 최소한의 시간이 지나야 혈액이 다시 전신으로 이동합니다. 이 상태가 돼야 비로소 운동할 수 있습니다. 포만감도 옅어져야 운동하기 편한데, 식후 1시간까진 보통 포만감이 있습니다. 이 상태에서 운동을 할 경우 불편을 넘어 구토나 어지럼증이 발생할 수 있습니다.

2시간은 지나야 불편함이 줄어들기에 가급적 2시간 전 식사를 권장합니다. 그래야 속은 편안하면서도 힘쓰기 좋은 상태에서 운동을 할 수 있고, 귀가 시간도 빨라집니다.

퇴근 전 제대로 식사나 간식을 하기 어려운 경우

운동 2시간 전쯤 잠깐 짬을 내서 간단히 싸 온 음식을 먹거나 편의점에 다녀오는 것은 어떨까요? 이 시간을 활용해 식사를 하면 좋고, 아니면 2시간 후에 있을 운동에 대비해 허기를 채우고 에너지를 보충하면 됩니다. 이럴 땐 체지방을 빼줄 '다이어트 식단'의 느낌이 아니라 2시간 뒤의 운동을 위해 에너지를 채워주는 '건강한 식사' 또는 '건강한 간식' 정도로 생각하면 좋습니다. 예시를 들어보겠습니다.

- 집에서 음식을 싸 올 경우
   1. 고구마 100g + 삶은 달걀 2~3개 + 방울토마토 10~15알
   2. 초코파이 1~2개 + 삶거나 구운 계란 1~2개 + 우유 200ml

3. 바나나 2개 + 닭가슴살 100g + 채소 샐러드류 조금

– **편의점을 이용할 경우**

1. 삼각 김밥 1~2개 + 삶은 달걀 2~3개

2. 빵 + 우유 200ml

3. 바나나 2~3개 + 삶은 달걀 2~3개

– **군것질을 해볼까요?**

1. 밥버거 1개

2. 토스트 1개 + 우유 200ml 정도

3. 샌드위치 1/2~1개 정도

2시간~2시간 30분 전 이 정도를 섭취하면 운동 전 공복감도 해소됨은 물론, 운동할 때 편안할 것입니다.

식사나 간식이 전혀 불가능한 경우

점심에 과식했거나 소화가 안 돼서 더부룩한 상태라면 공복이 좋습니다. 그게 아니라면 공복은 피해야 합니다. 공복 상태로 운동을 해본 분들은 아실 겁니다. 금세 지치고 피곤해집니다. 앞서 배운 호르몬이 날뛰는 상태라 배고픔만 생각나서 집중도 안 되고 운동 시간도 늘어집니다. 식사나 간식이 전혀 불가능한데 뭘 먹어야 한다? 그런데 소화에 드는 시간은 짧아야 한다? 이럴 땐 소화가 빠른 액체로 섭취하는 게 효과적입니다. 아니면 사탕 1~2개 정도를 입에 머금고 있으면 운동할 때

허기를 잡을 수 있습니다.

1. 스포츠 음료 250ml 1캔, 핫초코, 시럽 듬뿍 넣은 커피(단, 카페인에 민
   감하다면 피하는 것이 좋음)
2. 사탕 1~2개

앞서도 말했지만 저는 가급적 공복 운동을 하지 않고, 회원들에게도
공복 운동을 권하지 않습니다. 더군다나 당뇨 있는 분이 공복 운동을
한다? 생각만 해도 끔찍합니다. 운동의 효과를 보기 위해서는 무작정
굶는 것을 피해야 합니다.

인터벌 트레이닝, 제대로 알고 하자

인터벌 트레이닝(interval training), 여러분도 잘 아시죠? 갑자기 웬 인터벌 트레이닝인가 싶을 텐데요. 앞으로 할 이야기와 공통점이 꽤 있습니다.

인터벌 트레이닝이 효과적이라는 사실은 다이어트에 관심이 있는 분들에게는 상식입니다. 그 방법은 다양하지만, 대략 30초~1분간 전력 질주 후 1~2분간 속도를 낮춰 빠르게 걷기를 반복합니다. 그냥 전력 질주를 계속하면 될 텐데 왜 귀찮게 속도를 높였다 낮췄다 하는 걸까요? 그 비밀은 전력 질주 사이에 쉬는 것이 아니라 빠르게 걷는다는 점에 있습니다.

우리 몸은 에너지를 만들기 위해 크게 3가지 방법을 사용합니다. ATP-PC(무산소), 젖산 대사(무산소), 유산소입니다.

이 중 처음에 크게 힘을 쓰는 데 도움을 주는 것은 ATP-PC 시스템입니다. 아데노신 1개와 인산 3개가 결합된 ATP는 인산이 하나 떨어져 나가면서 ADP가 되고, 에너지를 방출하게 됩니다. 떨어진 인산은 크레아틴 키나아제에 의해 크레아틴 1개, 인산 1개로 이루어진 PC가 되고, ADP에 인산이 옮겨 가 다시 ATP가 됩니다. 즉각적으로 빠른 에너지를 동원할 수 있지만, 이 시스템은 수초 이내에 급격하게 감소하여 젖산 대사가 그 위치를 대신하게 되고, 90초 이상의 운동에는 유산소 회로가 주로 개입하게 됩니다.

따라서 ATP-PC 시스템을 사용하기 위해서는 30초 정도 전력 질주하고, 1분간의 휴식기를 가져 재충전해야 합니다. 1분간의 휴식기는 운동의 강도를 낮추는 것일 뿐, 운동 중단은 아닙니다. 심박수가 높아진 상태를 유지하여 우리 몸이 계속 운동하고 있는 것처럼 착각하게 해야 합니다. 1분간의 휴식기에 ATP-PC 시스템이 재충전되면 다시 질주하고 잠시 속도를 늦춰 재충전하는 것을 반복하면, 우리 몸은 최대한의 에너지를 뽑아내 운동에 사용합니다. 이는 우리 몸에게 '나는 계속 뛰고 있어! 그것도 온 힘을 다해!'라는 거짓 정보를 보내게 됩니다. 중간에 잠시 강도를 낮추는 시간이 있음에도 불구하고 말이지요.

이런 기전을 통해 인터벌 트레이닝은 매우 효과적으로 체지방을 제거할 수 있습니다. 10여 분의 짧은 운동을 통해 우리 몸을 속여 지방 축적을 막는 효율적인 운동 방식입니다. 하지만 대단히 힘들고, 비숙련자에겐 심장과 근육에 무리를 줍니다. 이런 이유로 저는 숙련된 회원에게만 인터벌 트레이닝을 권합니다. 초보자에겐 위험성이 크기 때문이지요.

인터벌 트레이닝의 경우 심박수가 떨어지지 않도록 휴식기에도 빠른 속도로 걸으라고 말씀드렸는데, 근력운동은 어떨까요? 여기도 휴식이 필요할까요? 함께 알아보겠습니다.

운동 중 휴식 시간,
어떻게 활용할 것인가

운동 중 필연적으로 발생하는 휴식 시간은 여러분에게 어떤 의미인가요? 트레이너인 제가 활용하는 휴식 시간의 정의는 '다음 운동을 준비하는 시간'입니다. 이것을 알면 아무 의미 없이 흘러가는 시간을 줄일 수 있고, 운동 중 불필요하게 낭비되는 체력을 줄여서 운동의 질을 높이게 되므로 결과가 훨씬 더 좋아지는 선순환 구조로 들어서게 됩니다.

운동 중 각 세트 사이의 휴식 시간을 어떻게 활용하는 것이 좋을까요? PT를 진행하다 보면 한 세션 내에 적어도 10번 이상의 짧은 휴식 시간이 생깁니다. 이를 그냥 흘러가는 시간이라고 여길 경우, 안 해도 되는 운동이나 동작을 하며 초조하게 보내는 경우가 발생합니다. 여러분은 운동 중 휴식 시간을 어떻게 쓰나요? 그 시간에 무엇을 하는지 살펴보세요.

1. 쉬는 시간이 아까우니 세트 사이 간단한 운동을 한다. ex) 제자리걸음 등.
2. 운동한 부위에 맞춰 스트레칭을 한다.
3. 통화를 하거나 곁에 있는 트레이너와 이야기꽃을 피운다.
4. 평상시 궁금했던 부분에 관해 트레이너에게 묻는다.
5. 딱히 해야 할 것도 없으니 핸드폰을 본다.
6. 딱히 해야 할 것도 없으니 침묵을 유지한 채 그냥 쉰다.

제가 권장하는 휴식 시간의 사용 방법은 짝수 번호에 나열된 것들입니다.

1번의 경우 불필요한 체력 소모로, 본운동에 방해가 됩니다. 휴식 시간에도 운동했으니 시간을 밀도 있게 쓴 것 같고, 다른 운동도 하므로 효율이 두 배인 것처럼 보입니다. 하지만 쉬는 동안 다른 운동을 하면 본운동에 사용될 에너지를 뺏기게 됩니다. 빠르게 회복해서 다음 세트에 사용해야 할 ATP-PC 시스템이 엉뚱한 곳에 낭비된 것입니다. 근력운동의 주안점은 선택과 집중인데, 집중력이 분산됩니다. 2번의 경우는 다음 운동을 위한 스트레칭이니 잘한 것에 해당합니다.

3번보다 4번이 나은 이유는 이곳이 운동하는 공간이기 때문입니다. 하루 24시간 중 온전히 운동에 대해 생각하고 몸에 집중할 수 있는 시간은 지금뿐입니다. 게다가 운동에 대해 나보다 더 잘 알고 있는 트레이너의 도움을 받으니 내 건강과 운동에 관한 지식 수준이 한 단계 도약합니다. 물론 인터넷엔 많은 정보가 있습니다. 옳은 정보도 많지만,

여러분의 건강을 해칠 수 있는 그릇된 정보도 많습니다. 트레이너도 틀릴 수 있지만, 그래도 여러분이 신뢰하는 트레이너라면 한번 물어 보세요. 내 몸 상태, 운동 이론, 관심 있는 제품에 대해. 대화의 기본은 현재 내 건강, 운동, 영양, 휴식에 관한 주제입니다. 이 부분이 잘 충족된다는 가정하에 트레이너가 삶의 경험도 풍부하고 신뢰와 지혜가 있는 사람이라면 더 나아갈 수 있습니다. '내 삶'에 관한 이야기를 나누며 간접경험을 통해 나의 발전을 도모하는 것입니다. 몸과 마음이 건강해지는 것을 넘어, 회원의 삶 자체가 건강해지는 것을 도와줄 수 있는 멘토 같은 트레이너는 분명히 존재합니다. 회원에게 선생 소리 듣는 직업으로서 그 역할을 충실히 하기 위해 언행과 사고에 신경 쓰며, 타 분야에 대해 공부하는 트레이너도 분명히 있습니다.

휴식 시간에 핸드폰을 만지게 되면 운동에 관한 피드백이 불가능합니다. 휴식 시간마다 내 운동에 대해 피드백을 할 필요는 없지만, 그 시간을 이용해 틈틈이 나의 자세, 몸 상태, 운동 강도 등을 피드백하면서 다음 운동을 그려보고 준비한다면 더 나은 운동을 하게 되므로 최종 결과도 더 좋아집니다. 무엇보다 이러한 방식으로 운동하면 부상과 멀어집니다. 이런 이유로 저는 되도록 핸드폰 없이 운동하는 것을 권합니다.

6번 같은 경우 불필요한 말을 안 했으니 사소하지만 힘의 낭비도 줄어들었고, 다음 운동을 위한 회복에도 도움이 됩니다. 근력운동은 휴식 시간에 최대한 에너지를 충전해야 다음 세트에서 힘을 잘 쓸 수 있기에 휴식 시간에는 회복에 최선을 다해야 합니다. 불필요한 말을 삼가면 현재 진행 중인 자신의 운동이나 몸 상태에 대해 조용히 생각해 볼 수 있습니다. 그 사이 트레이너가 조언을 해줬다면 그것을 곱씹어 다음 운동에 적용한다면 보다 높은 수준의 운동이 가능해집니다.

　이처럼 매 세트 사이의 휴식 시간은 '다음 운동을 준비하는 시간'입니다. 의미 없이 흘러가는 시간과 체력을 아끼고, 피드백을 통해 운동의 질과 효과를 개선할 수 있으면 좋겠습니다.

스쾃 하면
하체 굵어질까 봐 싫다?

　예전에는 헬스장에서 한 시간씩 러닝머신만 타는 회원들이 많았습니다. 특히 여성 회원들이 그런 경우가 많았습니다. 좋은 마음으로 근력운동을 권해드리면 허벅지가 굵어져서, 팔뚝이 굵어져서 싫다며 거절하셨지요. 근력운동을 하면 근육이 생기니 당연히 몸이 울퉁불퉁해지고 두꺼워질까요? 아닙니다. 여성분들은 정말 걱정할 필요가 없습니다. 여성은 남성과 호르몬 차이가 있어서 우락부락하게 근육이 생기지 않습니다. 쇼트트랙의 김아랑 선수를 아시나요? 그녀의 외모를 떠올려봅시다. 김아랑 선수는 우리가 상상할 수 없을 정도의 훈련을 20년은 해왔을 것이고, 지금도 1년에 350일은 운동할 터인데, 어떤가요? 우락부락한가요? 날씬한가요? (심지어 김아랑 선수의 데드리프트 최고 기록은 125kg입니다)

하체를 많이 쓰는 국가대표 쇼트트랙 선수보다 내 하체가 더 발달할 수 있을까요? 일반인이 아무리 근력운동을 해도 선수처럼 근육이 발달되기 어렵습니다. 여성뿐 아니라 남성도 마찬가지입니다. 요즘은 피트니스 수준이 높아져 성별 불문하고 몸 좋은 사람이 많이 늘었기에 '운동 조금만 하면 저 정도 몸은 쉽게 만들 수 있겠다' 싶지만, 사실은 오랜 시간에 걸쳐 각고의 노력을 통해 만들어낸 것입니다. 특히 여성은 근육량을 늘리기 쉽지 않습니다. 여기서 중요한 건, 어느 정도 근육량이 있어야 몸매가 살아난다는 사실입니다. 미용과 건강을 위해 운동하는데, 근육량 부족 상태에선 미용과 건강 두 가지 모두 얻기 어렵습니다. 예전에는 약해 보일 정도로 가냘픈 몸매가 미의 기준이었다면, 요즘은 건강미가 대세입니다. 적당한 근육이 있어야 몸매가 드러나는 레깅스를 입어도 아름다워 보입니다.

살을 빼려면 유산소 운동을 해야 하는 것 아니냐고 묻는 분도 많습니다. 유산소 운동은 지방 제거에 효과적입니다. 하지만 지방 제거를 위해 유산소 운동만 해야 하는 것은 아닙니다. 우리가 근육을 사용할 때는 ATP-PC, 젖산 대사, 유산소 대사를 사용하는데, 일정 시간마다 명확하게 딱딱 구분되진 않습니다. 근력운동을 계속하다 보면 젖산 대사뿐만 아니라 유산소 대사도 같이 발생하게 됩니다. 즉, 근력운동이 유산소 운동의 일환이나 마찬가지입니다.

지방 대사를 위해 유산소 운동만 고집하실 필요는 없습니다. 근육량을 늘려 기초대사량을 높이는 근력운동과 체지방을 태우는 유산소 운동을 적절히 조합하여 멋진 몸매를 만드는 것입니다. 지금껏 안 해본 근력운동을 하자니 근육이 두꺼워질까 봐, 허벅지가 굵어질까 봐 걱정이시죠? 속는 셈 치고 근력운동도 해보세요. 코끼리 다리와 종아리 알이 고민이라면 근력운동이 답이 될 수 있습니다. 심지어 꾸준한 운동 이후 눈에 띄게 변한 내 각선미에 '왜 이제야 근력운동을 시작했을까, 한 살이라도 더 어릴 때 해야 했는데…' 하며 후회할지도 모릅니다.

기대 없이 하게 된 근력운동에서 그 어디서도 경험하지 못한 효과를 체감하여 여러분의 고민 자체가 바뀌는 그날이 오길 바랍니다.

내 몸을 돋보이게 하는 비법
신체 콤플렉스 최소화, 외모발 극대화

사람마다 원하는 외모가 있습니다. 부족하다고 느끼는 부분은 콤플렉스가 되기도 합니다. 제가 추구했던 외모상은 곱상하고 부드러운 분위기와 상반된 탄탄한 근육질의 몸이었고, 콤플렉스는 어깨였습니다. 상체 골격이 작은데 유아기와 중학생 때 각각 한 번씩 골절로 깁스를 했습니다. 웨이트트레이닝을 해보니 두 차례 골절로 어깨 가동범위가 제한돼 오버헤드 동작 자체가 잘 안 되어서 다른 부위에 비해 어깨 운동의 수준이 떨어집니다. 그 결과, 어깨는 아직도 변화가 없습니다. 당연한 결과지요. 이처럼 누구나 아쉬운 부위가 하나씩은 있을 겁니다.

이런 제 경험에 비추어 상담할 때 회원이 추구하는 외적인 조건, 병력, 콤플렉스 등을 꼼꼼히 물어봅니다. 바로 얘기해주기도 하고, 신뢰가 쌓인 뒤에야 얘기해주기도 하는데, 이왕이면 처음부터 트레이너에게 들려주는 것이 좋습니다. 몸은 살아온 습관의 누적이므로 하루아침에 바뀌지도 않으며, 무엇보다 자꾸 목표가 바뀌면 시간의 누적이 없으니 기대했던 체형과 외모까진 더 멀어집니다.

특정 부위에 콤플렉스가 있거나 자신의 체형을 개선시키고 싶은 분을 위한 몇 가지 노하우를 소개합니다.

- **좁은 어깨** : 등 운동을 통해 굽은 등과 어깨가 펴지면 이전보다 훨씬 넓어 보입니다. 머리를 짧게 자르면 더 좋습니다.
- **긴 허리(짧은 다리)** : 힙업을 유도할 수 있는 운동을 합니다. 처진 힙을 허리 쪽으로 올려붙여 다리를 더 길어 보이게 합니다.
- **처지거나 빈약한 엉덩이** : 운동 부족인 경우가 많으니 일단 운동부터.
- **굵은 종아리** : 허벅지를 탄탄하게 만들면 종아리가 가늘어 보입니다.
- **가는 손목** : 남자분 중 이런 고민을 가진 경우가 꽤 있습니다. 이럴 때는 손목이나 전완(아래팔)을 키우기보단 오히려 상완(위팔) 운동에 집중하면 팔의 볼륨감이 살아 사람들의 시선이 손목이 아니라 멋진 팔에 집중됩니다.
- **ET형(올챙이배)** : 식단관리를 통해 복부 지방을 줄이고 하체와 등을 비롯한 전신운동을 통해 몸의 볼륨을 붙여나가면 복부는 줄어들고 다른 곳은 볼륨이 붙어 시각적으로 균형이 맞춰집니다.

이런 식으로 자신의 신체에 맞게 운동을 해보세요. 시간이 누적되면 분명히 많은 변화가 있을 겁니다.

진정한 운동의 완성
효과를 극대화하고 부상을 방지하는 비결

운동을 잘하고 싶다면 운동 전후를 잘 활용해야 합니다. 운동에 대해 잘 모르는 사람들은 운동 그 자체만 생각하지만, 운동선수와 수준급의 아마추어 등 고수들은 운동 전과 운동 후의 시간에 많은 공을 들입니다.

운동선수들이 시즌 중 술집에 갔다는 기사에 수많은 비난 댓글이 달린 것을 보신 적이 있으신가요? 운동선수는 최상의 경기력을 보여줘야 한다는 암묵적인 룰이 있습니다. 다음 날 경기가 있는 선수가 술을 먹는다면 컨디션에 악영향을 미쳐 최상의 경기력을 발휘할 수가 없습니다. 그래서 팬들 입장에선 화가 나는 것입니다.

이것을 평범한 우리 삶에 대입시켜볼까요? 업무 성과가 떨어지는 직장인이 있다고 합시다. 능력은 부족해도 매사 열심히 노력힌디면 혼낼 때 혼내더라도 주변에서 안타까워하고 도와줍니다. 하지만 지각과 조퇴가 일상인 데다 오전엔 숙취로 매일같이 퍼져 있고, 업무 중에 사우나도 다녀오고 담배나 피우러 다닌다면 대부분 좋게 생각하지 않을 것입니다.

운동도 이와 같습니다. 운동을 설렁설렁, 적당히 하는 사람이라면 이렇게까지 안 해도 됩니다. 하지만 이왕 하는 운동 제대로 한번 해보고 싶다면 초보 때부터 챙겨야 합니다. 실제 운동 시의 퍼포먼스와 운동 효과를 극대화할 수 있고, 부상을 방지할 수 있음은 물론이며, 설사 부상으로 이어지더라도 부상을 최소화할 수 있습니다. 운동 전후를 어떻게 활용해야 하는지 상세히 알아보겠습니다.

운동 전 해야 할 일

1) 잘 자고 잘 쉬는 것이 우선

운동 효과를 극대화하려면 운동하기 전에 잘 쉬어야 합니다. 적당한 시간에 일찍 그리고 푹 자두는 것이 가장 중요합니다. 특히 운동 전날의 수면은 다음 날의 컨디션에 가장 큰 영향을 미칩니다.

2016년에 참가했던 10km 마라톤이 생각납니다. 대회 전날 늦게 잔 것 외에는 별일이 없었습니다. 새벽 3시쯤 자서 7시쯤 일어났습니다. 잠은 많이 부족했지만, 별걱정 없이 뛰었습니다. 무려 기록 경신을 목표로. 하지만 5km도 가지 못한 채 퍼져서 걸었습니다. 참가했던 20여 차례의 10km 마라톤 대회 중 유일하게 걸었던 대회였습니다. 그 이후 대회 전날은 철저히 휴식에 집중한 덕분에 아직까지 제2의 참사는 없

심플 피트니스

었습니다.

우리는 어떤 이벤트가 있을 때 잠을 설치게 됩니다. 좋은 일이든 나쁜 일이든 이벤트 전날 편히 잠들기가 어렵고, 자더라도 깊은 잠을 자기가 어렵습니다. 평상시처럼 잠을 못 자면 초조해져서 괜히 이것저것 하게 되는데, 전화기 끄고 그저 눈 감고 쉬세요. 잠이 안 와도 괜찮으니 그냥 눈 감고 쉬면 됩니다. 잠은 못 들어도 육체적으론 무리하지 않게 되니 늦게까지 깨어 있어도 피로가 덜합니다. 잠을 푹 자는 게 최상이지만, 어차피 잠이 안 든다면 차선으로 눈 감고 그냥 쉬면 됩니다. 그것도 휴식입니다.

2) 워밍업

밤새 잘 자고 식사도 잘 했다면 이제 준비운동을 할 차례입니다. 준비운동을 대충하거나 생략하는 사람들이 많지만 본운동 못지않게 중요한 것이 바로 준비운동입니다. 준비운동이 잘 돼야 본운동에서 신체 능력을 극대화할 수 있습니다. '준비, 시~작!' 하면 바로 최상의 운동 능력이 발휘되는 게 아닙니다. 그래서 운동선수와 수준급의 일반인들은 준비운동을 아주 중요하게 생각합니다. 충분히 몸을 풀어주어야 본운동 때 운동 능력을 극대화할 수 있기 때문입니다. 선수들은 항상 경기 시작에 앞서 조깅과 함께 정성껏 몸을 풉니다. 웨이트트레이닝 역시 준비운동을 해야 합니다. 준비운동 없이 바로 본운동을 하면 신체 노화를 촉진함은 물론 부상에 무방비로 노출됩니다.

준비운동이 중요한 것은 당일의 컨디션과 몸의 이상 유무를 파악할 수 있는 유일한 시간이기 때문입니다. 워밍업 과정에서 별문제가 없었다면 자신의 루틴대로 진행하면 됩니다. 하지만 내 몸은 매일매일, 시시각각 다릅니다. 어제 컨디션이 매우 좋았고 잘 쉬었더라도 오늘은 엉망일 수도 있습니다. 컨디션은 직접 움직여봐야 정확히 판단할 수 있습니다. 워밍업 과정에서 여러분의 몸이 이상 신호를 보냈다면 그 부분이 개선되도록 여러 가지 방법을 취해야 합니다. 만약 그래도 개선되지 않는다면? 운동 강도를 조절하거나 쉬어야 합니다.

준비운동 없이 바로 본운동을 하게 되면요? 우선 자신의 몸 상태를 정확하게 인지하지 못함은 물론, 애초에 몸을 풀지 못했으니 관절, 근육, 인대, 건(힘줄) 등의 신체 조직들이 모두 굳어 있을 것입니다. 준비운동 없이 본운동을 하면 사소한 실수가 부상으로 이어질 수 있고, 심한 경우 돌이킬 수 없는 부상으로 이어질 수 있습니다. 준비운동을 공들여서 해야 부상 확률과 정도를 크게 줄일 수 있습니다.

운동 후 해야 할 일

1) 쿨다운(정리운동)

본운동이 끝나고 바로 샤워장으로 직행하는 분들이 많습니다. 쿨다운 습관이 안 된 것은 이걸 왜 해야 하는지 모르거나 그 효과를 아직 체감하지 못해서 그렇습니다. 아무리 바빠도 쿨다운에 10분만 투자하세요. 여유가 있다면 20~30분 정도 하면 더 좋습니다. 관절, 근육, 인대, 건의 연부 조직을 달래주며 신체 곳곳에 축적된 젖산을 풀어주고

심플 피트니스

상승된 체온과 심박수를 정상화하기 위해 쿨다운은 꼭 필요합니다.

쿨다운을 하면 근육통을 최소화하고 컨디션을 더 빨리 회복할 수 있습니다. 더 중요한 이유는 운동 중 다치거나 삐끗한 부분을 쿨다운 과정에서 체크할 수 있기 때문입니다.

우리 몸은 운동할 때 아드레날린에 휩싸입니다. 격투기 선수들을 떠올려볼까요? 서로를 KO시키기 위해 정말 살벌하게 싸웁니다. 아드레날린의 힘입니다. 아드레날린은 긴장하거나 스트레스를 받을 때 많이 분비되는 호르몬으로, 일시적으로 신체 능력을 극대화시키는 한편 일시적으로 통증에 둔감해지게 합니다. 그래서 경기 후 몸이 아드레날린의 지배에서 벗어나면 비로소 통증을 느끼기도 합니다. 웨이트트레이닝 역시 그와 무관하지 않습니다. 본운동 때 느끼지 못했던 신체의 문제를 쿨다운 때 발견할 수 있습니다.

당뇨환자가 스트레스 관리에 신경 써야 하는 이유도 이 호르몬 때문입니다. 아드레날린은 스트레스를 받을 때 분비되는데, 혈당을 확 올려버립니다. 스트레스로 인해 아드레날린이 분비되면 고혈당이 되고, 이로 인해 인슐린이 부족해지거나 저항성이 커집니다. 위험한 상황에 노출되지요. 혈당 관리가 어려운 당뇨환자들이 스트레스를 관리해야 하는 이유가 바로 이것입니다.

2) 장보기, 건강한 식사와 휴식

운동의 모든 과정을 마치고 집에 가면 여러분을 건강하게 해줄 음식이 기다리고 있나요? 그렇다면 바로 집으로 갑니다. 아니라면 장을 보러 가야 합니다. 운동을 마친 뒤라 피곤하고 귀찮으니 집에 있는 거 대충 먹거나 인스턴트 혹은 배달 음식으로 때우고픈 마음이 들 것입니다. 내가 오늘을 위해 잘 자고, 워밍업과 쿨다운 챙기며 열심히 운동을 했는데 음식을 대충 먹자니 아깝지 않으세요? 정크푸드를 먹어버린다면 화룡점정은 없습니다.

특히 운동 당일 가장 중요한 식사를 꼽자면 운동 후의 식사입니다. 운동으로 지친 몸의 회복을 돕고, 근육을 합성하며, 체지방을 뺌과 동시에 신체 활력을 올리는 것이 이 운동 후 식사에 달려 있습니다. 이 사실을 안다면 정크푸드로 대충 때울 수 있을까요? 더군다나 웨이트 트레이닝을 하는 사람이라면 운동 직후의 식사가 가장 중요하며, 이는 곧 여러분의 건강과 외모와 직결됩니다.

운동은 열심히 하는데 효과가 없다?

많은 사람들이 운동만 하면 모든 것이 다 해결될 거라 생각합니다. 그러나 운동은 열심히 하는데 건강지표가 별로인 사람들이 꽤 있습니다. 생활 습관의 문제입니다. 특히 운동 직후 흡연과 음주는 반드시 지양해야 합니다. 공복 상태인 몸이 회복을 위해 양질의 영양소를 기다리고 있는데, 니코틴이나 알코올 같은 유해 물질을 넣어준다면 어떤 일이 발생할까요? 운동뿐 아니라 운동 이후의 일상생활과 영양, 휴식까지 챙겨야 비로소 여러분의 최종 목표인 건강이 완성된다는 사실을 명심해야 합니다.

하루 1~2시간의 운동 못지않게 중요한 것이, 운동 이후에 잘 먹고 잘 쉬는 나머지 22~23시간입니다. 이렇게 모인 24시간이 1주일이 되고, 1개월이 되고, 1년이 되어야 합니다. 한 번에 잘 안 되더라도 계속 반복해야 합니다. 누적되면 건강이 바뀌고, 외모가 바뀌며, 궁극적으로 우리의 삶까지 바뀝니다.

단시간에 극적으로 건강이 개선되는 노하우를 저는 전혀 모릅니다. 사실 우리 삶에서 진리는 단순합니다. 당연한 것을 꾸준히, 상식 수준에서 꾸준히 하면 됩니다. 그게 제가 경험으로 깨달은 노하우입니다. 열심히 운동하고, 좋은 음식을 적절히 챙겨 먹으며, 잘 쉬다 보면 분명히 변화가 온다는 사실을 산증인이자 현장의 트레이너로서 꼭 이야기하고 싶습니다. 잔꾀 부리지 않고, 일확천금을 꿈꾸지 않고, 자신의 건강에 묵묵히 투자 중인 여러분을 응원합니다.

정체기와
슬럼프 탈출법

"나 진짜 열심히 하는데 아무 변화가 없네? 정체기인가 봐. 슬럼프야, 요
즘."

어느 정도 운동이나 다이어트를 한 사람이라면 꼭 하게 되는 말입니
다. 정체기와 슬럼프는 비슷하지만 다른 말입니다. 정체기는 현 상태
에서 더 나아가지 못하고 머물러 있는 시기, 슬럼프는 평소 실력보다
오히려 더 저조한 상태가 이어지는 시기입니다. 정체기와 슬럼프는 다
른 말이지만 편의상 같이 묶겠습니다.

정체기와 슬럼프는 누구에게나 찾아옵니다. 운동을 열심히 하든, 설
렁설렁 하든 각자의 수준과 상황에 따라 다르게 올 뿐입니다. 1개월을
했든, 10년을 했든 찾아옵니다. 과연 정체기가 뭘까요?

독자 여러분은 지금 어떠신가요?

– 다이어트 중인데 체중에 아무 변화가 없음.

– 열심히 근력운동 중인데 외형에 변화가 없음.

– 열심히 근력운동 중인데 외형의 변화는커녕 근력이나 체력의 변화도
  못 느끼겠음.

정체기와 슬럼프는 예외 없이 여러분에게도 필연적으로 찾아옵니
다. 어떻게 해야 할까요? 저는 이런 방법을 권해드리고 싶습니다.

– 운동 루틴 또는 프로그램을 바꿔봅니다.

– 운동량과 시간을 바꿔봅니다.

– 혼자 운동하고 있다면 PT를 받아봅니다.

– PT 중이면 담당 트레이너와 상의해봅니다.

– 보충제나 식단에 신경 써봅니다.

– 휴식이 부족했다면 좀 쉬어봅니다.

– 공부합니다. 책이나 인터넷을 통해 관련 정보를 찾아보고 습득하여 적
  용해봅니다.

여러분이 정체기나 슬럼프를 겪고 있다면 이런 변화를 시도해볼 필
요가 있습니다. 건강에 무리를 주지 않는 일반적인 방법들이며, 이런
노력을 통해 정체기나 슬럼프에서 벗어나는 경우도 많습니다.

우리 몸에 평상시 수준 이상의 자극을 주지 못해도 정체기가 발생합니다. 오해 않으셔야 할 것은, 눈에 띄는 발전이 없을 뿐 최소 현상 유지는 되고 있을 가능성이 큽니다. 노화가 진행되는 우리 삶에서 현상 유지라면 보통 이상의 성과입니다. 그러나 이에 만족하지 못하고 정체기를 벗어나고 싶다면 운동 방법을 바꿔보는 것도 좋습니다. 새로운 자극이 오면 우리의 몸도 반응할 것입니다. 타성에 젖지 않도록 운동 방법과 시간을 바꿔보는 것도 좋습니다. 그래도 변화가 없다면, 제 경험담이 도움이 될지도 모르겠습니다.

경험으로 얻은 슬럼프 탈출의 지혜

트레이너인 저 역시 정체기와 슬럼프는 일상이었습니다. 앞에서 말씀드린 다양한 예시는 제가 정체기와 슬럼프를 탈피하고자 선택했던 방법이었습니다. 2010년 이전에도 PT 문화는 있었습니다. PT가 막 전파될 무렵이었지요. 학교 다니면서 트레이너로 아르바이트하며 모은 돈으로 저는 학생 때 이미 50회 이상의 PT를 받았습니다(그중 실력과 인성 모두를 갖춘 갓OO 빌더께 배운 것은 지금도 행운이었다고 생각합니다). 절박하게 임했기에 많이 배우고 성장하고 노하우를 쌓았으며, 정체기와 슬럼프 탈출에도 도움이 됐음은 물론입니다. 10년이 훌쩍 지난 지금도 그때 배우길 아주 잘했다고 생각합니다.

저는 한때, 마음만큼은 직업처럼 운동을 했기에 당일의 몸 상태와 운동의 질에 매우 예민했습니다. 매일 같은 종목의 운동을 하는데도 컨디션과 운동의 질은 매일 달랐습니다. 운동하는 사람은 잘되는 날은 잘돼서 기분이 좋지만, 잘 안 되면 자신의 기량을 모두 발휘하지 못해 짜증이 납니다. 저도 그랬습니다. 하루 이틀 잘 안 되는 경우가 허다하지만 이 기간이 지속되면 '어디 문제가 생긴 건 아닐까? 기량 저하가 온 것은 아닐까?' 이런 생각들이 꼬리에 꼬리를 물어 몹시 초조하고 불안하기도 했습니다.

지금은 삶의 지혜도 생겼고 애초에 치열하게 운동하질 않으니 집착이 없지만, 그 당시엔 초조하고 불안했습니다. 그때가 바로 제가 정체기와 슬럼프를 겪던 시기입니다. 제가 이런 정체기와 슬럼프를 일상으로 겪어봐서 회원의 마음을 잘 이해할 수 있고, 이걸 헤쳐나간 경험을 토대로 팁도 드릴 수 있습니다.

경험이 쌓인 지금은 약간의 지혜가 생겼습니다. 노련하게 완급 조절을 합니다. 20대 때는 무조건 강-강-강의 운동을 지향했는데, 지금은 상황에 따라 조절합니다. 몸이 안 받아주면 약-약-약으로 맘 편히 운동합니다. 이렇게 해도 시간이 쌓이면 내게 발전이 된다는 사실을 압니다. 더 나아가 운동뿐 아니라 무슨 일이든 변화를 위해선 '시간'이 필요하다는 것을 이제는 확실하게 압니다. 정체기와 슬럼프 극복을 위해 권하는 제 팁은 '꾸준함'입니다.

'내 할 일, 내 운동만 한다. 그러다 보면 언젠가 좋아지겠지! 나도 모르게 좋아지겠지! 설령 티가 안 나더라도 좋아지겠지!' 이런 마음으로 할 일 하시면 됩니다.

비가 오나 눈이 오나 한평생 운동해야 하는 게 바로 우리 사람입니다. 정체기와 슬럼프가 왔다 한들 목표치에 조금 더 빨리 가거나 조금 더 늦게 가는 정도의 차이일 뿐, 어차피 평생 운동한다면 일희일비할 필요가 없습니다. 길게 보면 됩니다. 이 과정에서 여러분의 몸을 온전히 맡길 수 있고, 방향을 잡아줄 수 있는 신뢰할 만한 사람이 있다면 더욱 좋고, 없으면 없는 대로 쭉 가면 됩니다.

필요한 것은 시간과 인풋의 누적

과거 우리나라 운동선수들은 세상 모르는 초등학생 때부터 말 그대로 밥 먹고 운동만 했습니다. 우리가 동경하는 멋진 운동선수들의 이면에는 운동으로 쌓은 몇십 년이 있습니다. 선수들의 정체기와 슬럼프는 언제일까요? 감히 확신하건대 선수들은 매일이 슬럼프고 정체라 생각할 것입니다. 우리처럼 특정 시기가 아닙니다.

오늘도 슬럼프고 내일도 정체기인데 그들은 어떻게 계속 운동을 직업으로 할까요? 눈이 오나 비가 오나 같은 동작을 수십 년에 걸쳐 수없이 반복하는 과정에서 자연스레 그 운동에 최적화된 기술과 노하우를 익히고, 자신도 모르게 기량이 향상됩니다. 그런데도 그들은 자신의 한계를 넘어 매번 더 높은 단계로 올라가려고 하니 매일매일이 정체기요 슬럼프라 생각하는 것입니다. 운동선수들에게 정체기와 슬럼프는 그저 흘려버릴 수 있는 일시적인 생각이 아닙니다. 그 누구보다 심각하고 치열하고 진지하게 자신의 정체기와 슬럼프로 괴로워하는 게 운동선수입니다.

수준의 차이가 있을 뿐, 우리도 별반 다르지 않습니다. 내 몸은 일정 수준에서 변화를 멈췄으나 나는 이에 만족하지 못하고 그 이상을 원하니 간극이 생깁니다. 그게 슬럼프고 정체기로 느껴지는 것입니다. 더 높은 고지로 올라가기 위해선 더 많은 시간을 들여야 합니다. 인내하며 노력하는 시간이 누적되면 조금씩 기량이 향상되고 더 높은 단계로 올라갑니다. 하루아침에 극복할 수 있는 문제가 아닙니다. 여러분이 아무리 마음을 굳게 먹고 심기일전해도 마음만 앞설 뿐, 누적된 인풋이 없다면 안 되는 것은 안 됩니다. 대신 시간과 인풋이 누적되면 어느 순간 됩니다. 거짓말처럼 됩니다. 보통 사람의 시험을 예로 들어볼까요?

0점 → 60점 : 쉽다.

60점 → 80점 : 전보다는 더디지만 그래도 쉽다.

80점 → 90점 : 응? 갑자기 왜 이렇게 변화가 없지?

90점 → 100점 : 나 지금 제대로 하는 거 맞아? 아무 변화도 못 느끼겠어.

어느 단계에 다다르면 그때부터는 정체기를 체감할 수밖에 없습니다. 60점까진 그냥 늡니다. 별 노력 없이 그냥 하면 됩니다. 하지만 60점부터는 성장이 더뎌지고, 나의 수준이 높아지면 높아질수록 1점 올리기가 더 어려워집니다. 그러니 맨날 똑같고 발전이 없는 것 같아서 스스로 정체기 또는 슬럼프라고 느끼게 됩니다.

우리는 매일 자신의 모습을 보기 때문에 그 모습에 익숙해져 있습니다. 그래서 미세한 변화를 못 느낍니다. 변화가 없는 것 같아도 몸은 매일매일 변화하고 있습니다. 더군다나 여러분이 방향을 제대로 잡고 제대로 행동하고 있다면 좋은 결과가 나올 수밖에 없습니다. 올바른 인풋 → 원하는 아웃풋! 설령 내가 원하는 이상적인 단계까지는 못 간다고 하더라도 인풋이 제대로 들어갔다면 어떻게든 아웃풋은 나올 것이고, 결국 내 건강과 체력은 이전보다 좋아질 수밖에 없습니다. 어디로 보나 내 삶에 플러스가 되는 일입니다. 조급해하지 마세요. 그냥 꾸준히, 묵묵히 기본에 충실하게 나아가세요. 내가 느끼지 못할 뿐 슬럼프와 정체기도 아니며, 미세한 변화는 계속해서 일어나고 있습니다.

운동과 다이어트는 마라톤이다

　운동과 다이어트는 100m 달리기가 아닌 마라톤입니다. 100m를 달리는 마음으로 운동하면 늘 조급해져서 무리하게 되고, 그 결과 온갖 부상에 시달립니다. 결국 부상으로 건강도 잃고 골병만 듭니다. 산증인이 바로 접니다. 이런 급한 마음에 다치는 사람이 부지기수고, 부상으로 인해 잘 쌓아둔 건강과 그간의 노력을 날려버립니다. 누군가는 더 빨리 멋진 몸을 만들고자 인터넷 검색을 통해 불법 약물에 손댑니다. 또 운동과 식단관리라는 노력 없이 쉽게 살을 빼고자 하는 마음에 엉뚱한 곳에 마음을 줍니다. 원푸드, 1일 1식, 한 달에 10kg 빼기, 살 빼는 약, 식욕억제제, 지방흡입… 이런 것들이 모두 여러분의 그런 심리를 건드리는 상품들입니다. 그러한 것에 혹해 단기간의 마법을 기대하지만, 그 결과는 여러분도 잘 알고 계실 겁니다. 원하던 결과나 새로운 삶은커녕 바보같이 또 속았다는 상심, 계속되는 실패로 인한 무능감과 회의감…. 줄어드는 것은 체중이 아니라 통장 잔액뿐입니다.

시간을 들여 꾸준히 노력한다면 나만의 방식과 노하우가 생깁니다. '생기기 싫어도' 생길 수밖에 없습니다. 이제부터는 매일 같은 운동을 하더라도 운동의 질을 개선시키려 노력하고, 영양과 휴식에 대해서도 신경을 써봅시다. 이 과정 자체가 곧 노하우이고, 노하우가 모이면 결과가 나오는 시간이 단축됩니다. 그 과정 중에 그토록 원하던 몸매와 라인이 여러분의 것이 될 수 있습니다. 건강과 체력도 당연히 적립될 테고요.

내가 지금 하고 있는 것에 온전히 집중하세요. 인풋이 누적되면 아웃풋은 나옵니다. 무조건! 독자께서는 부디 길고 멀리 보면서 꾸준히 운동하시길 염원합니다.

외모지상주의의 수혜자가 되는 법

우리는 '외모지상주의' 속에 살아갑니다. 그러나 외면을 가꾸라는 이야기는 금기시됩니다. 속물처럼 비칠까 하는 염려도 있습니다. 친밀한 사이에 할 수 있는 이야기도 '살 빼라. 씻어라. 깔끔하게 하고 다녀라. 운동해라.' 정도입니다. 하지만 현실은 어떤가요? 미용 목적의 성형 수술은 기본입니다. 이젠 신체 성형도 일상화가 되어갑니다. 특히 외모에 신경을 많이 쓰는 젊은 세대에게 PT와 웨이트트레이닝은 거의 필수입니다. 누가 시켜서 하는 게 아니라 찾아서 합니다.

 우리는 흔히 상대의 내면을 보라고 말하지만. 실제로는 외모를 먼저 봅니다. 왜 그럴까요? 상대의 내면을 느끼려면 여러 차례 보고 관찰해야 하는데. 삶에선 1회성 만남이 대부분입니다. 내면을 보고 싶어도 시간이 없습니다. 반면 외모는 그 즉시 느낄 수 있습니다. 이러니 외모밖에 볼 수 없는 상황이 현실입니다.

2020년 코로나 이후 우리의 삶은 완전히 바뀌었습니다. 저는 코로나 시대의 키워드로 '마스크, 재택근무. 비대면' 3가지를 꼽습니다. 재택근무로 바뀌며 최소한의 활동인 출퇴근조차 하지 않게 되며 활동 부족이 발생합니다. 활동은 줄지만 먹는 양은 오히려 늘어납니다. 배달업이 호황이었습니다. 마스크를 쓰고 있으니 나를 알아보는 사람이 없습니다. 외모관리가 느슨해집니다. 그 결과 급격하게 살찌고 건강도 상한 회원을 자주 보게 됩니다.

반면에 이 시기를 잘 활용한 경우도 있습니다. 평상시 일하느라 바빠서 도저히 짬이 안 났는데. 재택근무외 비대면으로 생긴 시간을 이용하여 자기관리를 하는 회원도 많이 볼 수 있었습니다. 오전, 점심. 오후 시간을 활용해 운동을 다녀갑니다. 운동 후 건강식을 챙겨 먹습니다. 회식이 없으니 술도 안 먹게 됩니다. 그러다 보니 코로나 이전보다 훨씬 더 좋은 건강과 외모를 가진 분도 많습니다.

외모를 개선하는 방법 중 성형이 인기입니다. 그러나 부작용 때문에 오히려 더 나빠지는 경우도 흔합니다. 저는 인생에서 최고 수익률을 자랑하는 운동을 권하고 싶습니다. 그 어떤 부작용도 없고, 돈도 거의 들지 않습니다. 최소 6개월 이상 꾸준히 하면 무조건 수익이 납니다. 심지어 그 수익이 얼마나 날지도 가늠이 안 됩니다. 여러분이 하기 나름이니까요. 타고나는 것보다 더 중요한 것이 관리며, '운동' 단 하나만으로 외모와 관련된 여러 가지를 관리하고 발전시킬 수 있습니다. '외모지상주의'의 현실에서 피해자가 되시겠습니까. 수혜자가 되시겠습니까? 선택은 여러분의 몫입니다.

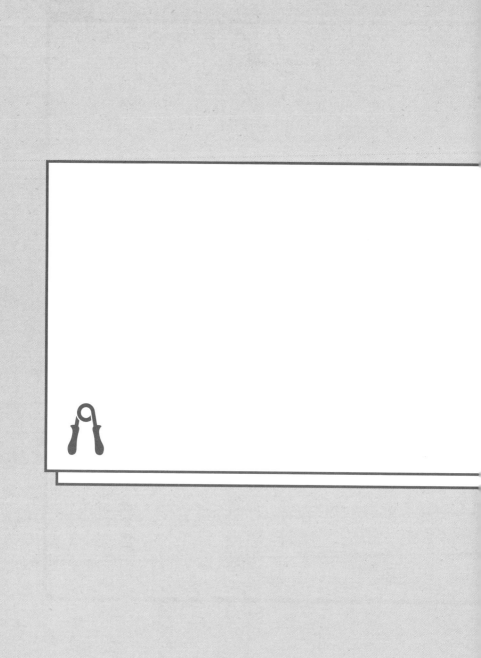

3

운동, 혼자 해도 될까?

운동 효율을 극대화하는 PT 활용법

불가능을 가능으로 만드는
마법의 한마디

홈트가 유행입니다. 맨몸 운동은 물론 코로나 이후 아예 랙, 바벨, 덤벨, 로잉머신을 구비해 홈짐을 구성한 사람들도 많아졌습니다. 사실 시간효율로 봐서는 홈트가 더 좋습니다. 언제든지 운동할 수 있고, 기구를 사용하기 위해 기다릴 필요도 없습니다. 그래도 사람들은 여전히 헬스장을 찾고 PT 수업을 받습니다. 왜 그럴까요?

우리가 공부할 때 도서관이나 독서실에 가는 것과 비슷한 것 같습니다. 집에서 공부하면 편한데 왜 굳이 그런 곳에 가는 걸까요? 이동에 드는 시간을 감수하고 말입니다. 아마 집중력의 차이 때문일 것입니다. 아무래도 집에서 혼자 공부하다 보면 딴짓을 하게 됩니다. 애꿎은 냉장고는 또 얼마나 뒤지게 되나요. 하지만 도서관에선 주위 사람들이 공부하는 것에 자극을 받아 나도 열심히 해야겠다는 생각이 들게 됩니다. 면학 분위기라 하지요. 오가는 시간 이상의 효과를 볼 수 있기에 도서관에 가는 것입니다.

헬스장에서 다른 사람들이 운동하는 것을 보고 운동을 시작하지만, 혼자 하다 보면 한계를 느끼는 순간이 있습니다. 이때 필요한 것이 PT입니다. 공부로 치면 과외를 받는다고 생각하시면 됩니다.

트레이너의 도움을 받으면 어떤 점이 좋을까요? 일단 강제성이 생깁니다. 돈을 냈으니 운동을 해야 합니다. 본전은 뽑으셔야죠? 혼자 하면 대충 할 수도 있지만, 투자금 이상을 뽑기 위해 PT 시간 내내 집중해서 운동하게 됩니다. 바벨을 들어 올리는데 힘드니까 그만하고 싶으시죠? 혼자면 진작 그만뒀을 텐데, 트레이너가 옆에서 숫자를 세며 나를 응원하고 있습니다. 힘들지만 왠지 눈치 보입니다. 결국 자신의 한계점까지 쥐어짜내게 됩니다.

트레이너에게는 마법의 한마디가 있습니다. 바로 '하나만 더!'입니다. 다리가 휘청휘청 후들후들, 더 이상 스쾃을 할 수 없는 타이밍만 골라서 트레이너는 '하나만 더!'를 외칩니다. 절대 안 될 것 같았는데 거짓말처럼 한 번 더 하게 됩니다. 나를 힘들게 하는 트레이너는 내 한계를 넘길 수 있게 도와주는 든든한 내 편입니다. 이런 시간이 쌓이다 보면 이전 무게보다 더 들어 올릴 수 있습니다. 부상의 위험이 있지만, 트레이너가 보조해주니 부상 위험이 줄어듭니다. 자세가 무너졌다고요? 트레이너가 하는 일 중 가장 중요한 것이 자세를 교정해주는 것입니다. 여러분이 챙기지 못하는 점들을 트레이너가 딱딱 잡아줄 것입니다. 트레이너는 축적된 노하우를 토대로 각 회원이 필요로 하는 부분에 집중적으로 꿀팁을 전해줍니다. 트레이너는 회원을 위한 족집게 과외 선생입니다.

운동에 트레이너가 필수는 아니지만, 안전하게 빠른 결과를 얻기 위해서는 매우 매력적인 조력자입니다. 그런데 운동을 할 때 트레이너가 꼭 필요할까요?

웨이트트레이닝은 독학이 가능할까?
레슨 필수 운동 vs 비필수 운동

사람들은 골프나 테니스 같은 운동을 할 때는 반드시 레슨을 받습니다. 많은 사람이 즐기는 수영도 그렇습니다. 바다나 계곡에서는 이른바 개헤엄을 칠 수도 있지만, 수영장에서 수영하려면 레슨은 필수입니다. 어린 시절 대부분 한 번씩 거쳐 가는 태권도 역시 별반 다르지 않습니다. 태권도를 비롯한 격투기 종류는 무조건 배워야 한다고 생각합니다. 복싱이나 유도, 주짓수 같은 격투기를 독학으로 익혔다는 사람은 흔치 않습니다.

헬스는 어떨까요? 반드시 레슨을 받아야 할까요? 코로나를 기점으로 문화가 바뀌어 PT를 통해 배우는 추세지만, 그래도 노(no)라는 대답이 절반 이상일 것입니다. 그럴 만도 한 게, 요즘은 유튜브만 봐도 정말 잘 알려줍니다. 따라 하기 너무 좋습니다. 그래도 안 되면 헬스장에서 어깨너머로 보고 따라 하면 됩니다. 합리적인 판단입니다. 우리나라의 최고 인기 종목인 축구를 예로 들어볼까요? 취미로 축구를 하는 일반인 중 돈 내고 축구를 배웠다는 사람은 소수입니다. '그냥 하다 보면 느는 거지, 그걸 왜 돈 주고 배워?'라고 생각합니다.

헬스와 축구는 왜 그럴까요? 익숙해서라고 생각합니다. 성인 중 헬스장 한번 안 가본 사람, 체육 시간에 축구 한번 안 해본 사람 거의 없습니다. 익숙합니다. 내가 아는 종목이니 쉽게 느껴집니다. 그러니 배운 적은 없어도 헬스는 왠지 쉬울 것 같습니다. 익숙하니까! 눈대중으로 동작을 따라 해보니 당장은 별문제 없습니다. 그래서 애초에 배워야 할 기술이라는 생각을 하지 않습니다.

사람들은 자기가 모르는 지식, 스스로 해결할 수 없는 기술이나 서비스에 대해선 기꺼이 돈을 씁니다. 내 스스로 해결할 수 없으니 전문가를 고용하거나, 서비스나 상품을 사용해서 해결하는 것입니다. 내가 몰라서 발생하는 불편함을 개선하고자 돈을 씁니다. 이 상황에선 대부분 '을'의 입장에서 결제하게 됩니다. 내가 모르는 것에 대한 비용을 치르는 것이므로 터무니없이 비싸도 울며 겨자 먹기로 돈을 쓸 수밖에 없습니다.

반면 내가 이미 잘 아는 기술이나 서비스에도 우리는 돈을 씁니다. 시간 여유가 없거나 기회비용을 따졌을 때 돈을 쓰는 게 더 이익일 경우입니다. 하지만 이런 경우엔 여러분이 '갑'의 입장에서 결제합니다. 굳이 그 서비스나 그 상품이 아니더라도 내가 이 상황을 스스로 개선시킬 수 있다는 '옵션'이 있기 때문입니다. 비용이 과하다 싶으면 근거를 들어 흥정할 것이고, 그래도 맘에 안 들면 본인 힘으로 해결할 것입니다. 이 경우의 상품이나 서비스는 그 가치가 애초에 상대적으로 크지 않습니다. 대중의 인식에 헬스와 축구는 후자에 해당합니다. 왜? 어릴 때부터 늘 봐왔고, 마음만 먹는다면 지금도 당장 할 수 있으니까. 내가 해도 잘할 것 같고, 쉬워 보입니다.

골프와 테니스는 전자에 해당합니다. 우리나라 인프라상 접하기도 어렵습니다. 해당 종목에 대해 우선 사람들이 잘 모르고, 접근성부터 떨어지니 혼자 시행착오 겪으며 익히려 해도 쉽지 않습니다. 문턱도 높은 데다 경험자 역시 레슨은 필수라 말하니 애초에 레슨을 당연시합니다. 접근성은 어떤가요? 골프와 테니스는 꼭 그 시설에 가야만 할 수 있지만, 헬스는 집에서 속옷 차림으로도 할 수 있습니다. 앞서 말했듯 헬스는 언제 어디서든 내가 마음만 먹으면 할 수 있는 운동이라고 보통 생각합니다. 이런 이유로 골프나 테니스와 달리 헬스는 애초에 레슨비 내면서 배울 종목이 아니라는 인식이 생기지 않았을까요? 그런데 골프나 테니스처럼 헬스도 잘하기 위해선 기초부터 배워서 익혀야 합니다.

2010년 이전과 달리 요즘은 헬스장에 등록해도 트레이너가 기본적인 시설 이용 안내만 해줍니다. 운동 지도까지 해주는 곳은 거의 없습니다. 사실 회원이 헬스장에 등록하고 낸 돈은 시설 이용료이지, 운동 지도 비용이 포함된 것은 아닙니다. 그래서 지도를 받고 싶다면 비용을 내야 합니다. 이 추세에 맞춰 PT 문화가 정착됐고, 운동을 더 배우고 싶은 사람은 이제 돈 내고 PT를 받습니다. 그럼 PT를 안 받으면 운동을 배울 방법이 전혀 없을까요?

다행히 아주 좋은 방법이 있습니다. 유튜브입니다. 제가 봐도 훌륭한 콘텐츠가 많습니다. 그 덕분에 홈트레이닝을 하는 사람도 폭발적으로 늘어났습니다. 초·중급자 수준에선 유튜브를 활용해서 원하는 만큼 배우고, 그에 걸맞은 결과를 뽑을 수 있다고 생각합니다. 다만 유튜브 활용에 따른 주의점 등이 간과되고 있는 것 같습니다. 무슨 이야기냐고요?

셀프 운동의 시대,
혼자 운동해도 될까?

텍스트의 시대가 저물고 동영상의 시대가 된 요즘, 셀프 운동이 대세입니다. 수험생을 위한 인터넷 강의는 1990년대 후반~2000년대 초반에 이미 시작됐지만, 운동은 상상도 할 수 없는 일이었죠. 2010년 이전에는 '아무리 그래도 그렇지, 어떻게 운동을 인터넷으로 배워?'라고 사람들이 생각했지만, 지금은 다릅니다. 이젠 초급자든 상급자든 누구나 인터넷으로 먼저 정보를 찾아봅니다. 이러한 변화와 함께 '운동도 비대면으로 배울 수 있다'라는 인식의 전환이 이뤄졌습니다. 제가 보기에도 양질의 콘텐츠가 많습니다. 유튜브나 운동 앱, 온라인 PT 서비스를 이용해서 운동하는 사람도 많습니다. 유료든 무료든 정보를 손쉽게 찾아보고 따라 할 수 있게 되면서 셀프 운동의 시대가 열렸습니다. 셀프 운동 시 주의할 점을 한번 짚어봅시다.

혼자 운동해도 되는 사람은?

여러분이 운동신경 하나만큼은 정말 대단한 사람이거나, 연기를 잘한다거나, 또는 동작 표현력이 타의 추종을 불허한다는 말을 자주 듣는 사람이라면, 혼자 해도 좋습니다.

제가 3년 가까이 배우 한 분을 지도한 적이 있습니다. 눈썰미와 표현력이 아주 좋았습니다. 어떤 동작을 보여주거나 알려드리면 자신의 몸으로 섬세하게 아주 표현을 잘하셨습니다. 제 회원 중에서 군계일학이었습니다. 그러니 배우로 살고 계시겠지요. 배우에게만 해당하는 이야기는 아닙니다. 일반인 중에도 동작을 잘 따라 하는 사람은 많습니다. 당장 주변의 친구나 지인을 생각해봐도 떠오르는 사람이 있지 않나요? 만약 여러분이 이런 부류라면, 재능 있는 사람이 맞습니다. 지도를 받으면 당연히 더 좋지만, 이 경우엔 셀프 운동이 충분히 가능하다고 생각합니다.

이 유형의 분들에겐 한 가지만 당부드립니다. 쉬워 보이는 동작이고 따라 해봤더니 손쉽게 성공한 동작이라 하더라도 거기서 끝내지 마세요. 그 콘텐츠, 롤모델의 동작을 정기적으로 반복하여 보고 또 보세요. 그에 맞춰 계속 운동하세요. 겉보기엔 그게 그 동작 같겠지만 조금씩 차이가 납니다. 큰 틀에선 동작을 익혔다면 이젠 세부적인 내용 하나하나를 잡아내서 여러분의 것으로 승화시켜야 합니다. 그렇게 동작을 계속해서 반복하고, 그 속에서 자세를 익히며, 그에 맞춰 여러분의 자세를 만들어나가세요. 자세는 하루아침에 만들어지는 게 아니라 오랜 시간에 걸쳐 만들어지는 것입니다. 이게 양에서 질로 옮겨가는 방법이고, 부상 없이 쭉 좋은 결과를 얻으며 롱런하는 방법입니다. 좋은 결과 기원합니다.

초보자라면 직접 배워야 하는 까닭은?

아쉽게도 모든 사람이 그런 능력을 타고나진 못합니다. 후천적으로 시간을 들여 노력해도 안 되는 사람이 분명히 있습니다. 트레이너인 저를 포함해서 대부분의 보통 사람들에게 해당하는 이야기입니다. 여러분이 표현력이 뛰어나다는 얘길 한 번도 들어본 적 없는 사람인데도 유튜브를 보고 셀프 운동할 마음을 가졌다면, 다시 한번 생각해보시는 것이 어떨까요? 트레이너에게 단 10회의 PT를 받든, 아니면 주변에 운동 잘하는 지인에게 배우든, 여러분보다 훨씬 더 앞서 있는 경험자에게 직접 배우길 권합니다.

별다른 재능이 없는 보통 사람이라면 유튜브를 보고 혼자 운동하다 잘못된 자세에 빠질 가능성이 큽니다. 비대면이니 잘못된 자세에 관해 현장 피드백이 아예 불가합니다. 그래서 입문 과정에 있는 보통의 초보자에게는 유튜브를 권하지 않습니다. 운동신경도 그저 그렇고, 연기력이나 표현력이 평범한 보통 사람이라면 직접 배우세요. 셀프 운동으로 잘못된 자세가 굳어버리면 평생 고생하게 됩니다. 처음 배우는 자세가 평생을 갑니다. 무슨 일이든 시작이 중요하다는 것은 잘 아실 겁니다. 운동 역시 예외가 아닙니다.

셀프 운동을 하다 잘못된 자세가 몸에 밴 회원의 자세를 바로잡는 일, 트레이너도 힘들지만 회원이 가장 힘듭니다. 회원은 트레이너가 하는 말이 무슨 말인지는 이해하더라도 마음과 달리 자세가 안 고쳐집니다. 알면서도 안 되니 회원 스스로 답답합니다. 이미 습관이 들어서 무의식중에 잘못된 행동이 반사적으로 나오기 때문에 교정이 잘 안 됩니다. 물론 PT를 통해 고칠 수도 있습니다. 하지만 집중적으로 트레이닝을 받더라도 몸에 밴 자세와 습관을 고치려면 엄청난 노력을 해야 합니다. 이 과정이 지루하고 힘들다 보니 포기하거나 적당히 하고 맙니다. 잘못된 줄 알면서도 그냥 잘못된 자세 그대로 하게 됩니다. 제가 이렇게까지 이야기하는 것은 트레이너로서 회원을 지도할 때 흔하게 접하는 상황이기 때문입니다.

비대면이다 보니 초보자가 유튜브로 배우는 데는 한계가 있습니다. 현장에서 알려줘야 할 세세한 부분이 있습니다. 또 운동하다 보면 여러분만의 애로사항이나 궁금한 것도 있을 텐데, 온라인에서는 내가 원하는 시기에 그 부분을 해소하기가 쉽지 않습니다. 그러므로 저는 직접 배우길 권합니다. 트레이너는 여러분이 올바른 운동 자세와 습관을 들일 수 있도록 든든한 조력자가 되어줄 것입니다.

PT는 온전히 여러분을 위한 1:1 서비스이기 때문에 비용이 좀 듭니다. 트레이너인 저도 PT를 받거나 세미나에 갈 때 비용 때문에 고민을 하니, 애초에 PT에 대한 기대치가 높지 않은 분들에겐 어쩌면 도박과 같을지도 모릅니다. 하지만 PT를 통해 제대로 배우고 내 몸에 익힌다면? 이건 평생 활용 가능한, 여러분만의 지식이 됩니다. 제대로 할 마음이라면 처음에 제대로 배우시길 권합니다.

PT 받지 않고 운동을 배우는 방법

끝으로, 여러분 주변에 운동 잘하는 사람 한 명 정도는 있지 않나요? 여러분께 그 한 명이 없다면 이런 방법도 있습니다. 헬스장에서 잘 관찰해보면 자발적으로 타인의 자세도 봐주고, 정보도 주는 귀한 분들이 계십니다(운동 엉망으로 하면서 훈수 두는 사람도 있으니 이런 사람은 잘 피하시길 바랍니다). 그런 분들에게 평상시 인사 잘 드리고, 매너를 지키면서 그분 운동에 방해 안 되게 궁금한 것을 아주 가끔 물어보세요. 여러분이 그분을 불쾌하게 하지 않았다면 이유 없이 매정하게 대하는 경우는 거의 없습니다. 아무리 바빠도 잠시 시간을 내서 흔쾌히 알려주실 것입니다. 그렇게 현장에서 자신의 부족한 점을 보완해나갈 수 있습니다.

노파심에 제가 첨언하겠습니다. 물어보기에 앞서 그분의 시간과 에너지도 한정적이며, 알려주시는 것 역시 그분의 선택이자 호의에서 나오는 행동임을 알고 계셨으면 합니다. 안 알려주신다고 해서 불쾌감을 내비친다면 혼자 운동 잘하고 있던 그분 입장에선 얼마나 당황스러울까요? 교양 있는 독자께서는 애초에 이런 민망한 상황을 안 만드실 거라 믿습니다.

제 직업이 트레이너라 PT를 권한다고 여기실 수 있습니다. 조금 깊게 생각해볼까요? 이 글을 본 여러분이 저에게 PT를 받고 싶은 마음이

들 수도 있습니다. 하지만 거기까지입니다. 마음이 있어도 거리상의 문제가 있어 PT는커녕 옷깃 한번 스치기도 어렵습니다. 저는 평범한 동네 트레이너입니다. 그러니 굳이 귀한 시간 들여 저를 찾아오실 필요가 없습니다. 여러분 집 근처에 계신 유능한 트레이너에게 배우시면 충분합니다.

혹시 PT 상담을 하게 되면 '초보 입문자의 셀프 운동'에 대해 어떻게 생각하는지 트레이너에게 한번 물어보세요. 아마 그분도 저와 비슷한 얘기를 할 것입니다. 수많은 시행착오와 부상을 겪으며 트레이너라는 직업으로 살고 있으니까 자신의 실패를 토대로 여러분에게 얘기해 줄 수 있는 것입니다. 제 얘기대로 하면 시행착오와 부상 없이 여러분의 목표에 빠르면서도 안전하게 도달할 수 있습니다. 결국, 여러분의 돈과 시간 그리고 건강을 모두 지키는 방법입니다. 한 해 한 해 지날수록 저는 돈보다 '시간'과 '건강'이 귀해짐을 느낍니다.

꼭 PT를 받아야 할까?
PT의 장점

셀프 운동이 가능한 사람이라도 PT를 받으면 그 이상의 가치를 얻을 수 있다고 생각합니다. 하지만 저는 상담할 때 모든 분들에게 PT를 권하진 않습니다. 우선 회원 스스로 절박한 필요성을 느끼지 못하거나 원하는 목표치와 현 상태의 간극이 크지 않을 경우 PT 없이도 스스로 할 수 있으므로 등록을 만류합니다. 반면 간극이 너무 큰 경우엔 왜 비현실적인 목표인지를 설명해드립니다.

이 과정을 통해 회원 한 분 한 분의 현재 상태를 점검하고, 목표를 재조정해주며, 스스로 할 수 있는 방법들을 상세히 알려줍니다. 그 과정에서 변화의 의지는 있으나 혼자 힘으로는 개선이 불가능한 경우, 목표가 분명한 경우, 절박한 경우, 저를 신뢰해주시는 경우엔 PT를 권합니다. PT의 장점은 다음과 같습니다.

저위험 고수익 low risk, high return

PT의 첫 번째 장점은 '저위험 고수익'입니다. 부상의 위험성은 최소로 줄이고, 효과는 최대로 올릴 수 있다는 이야기입니다.

목표가 체지방 감소든 체력 증진이든 멋진 몸매든, 근육량은 최대한 늘리거나 보존하면서 체지방만 선택적으로 빼야 합니다. 그러기 위해선 운동 강도를 높일 수밖에 없습니다. 강도를 높인다는 것은 내 몸에 더 큰 스트레스를 준다는 의미이므로, 평소 수준 이상으로 운동을 해야 합니다. 그 과정에서 무리하게 되어 부상이 발생하기 쉽습니다. 고중량의 운동은 물론, 심지어 맨몸 운동을 하더라도 잘못된 자세가 누적되면 결국 부상으로 이어집니다.

운동선수에게 부상은 피하기 어려운 문제입니다. 헬스장을 찾는 일반인도 마찬가지입니다. 가벼운 부상이라면 툭툭 털고 일어나면 되지만, 프로든 아마추어든 부상이 한 개인의 인생을 바꾸는 경우가 많습니다. '나는 예외겠지'라는 생각은 금물! 항상 조심해야 합니다.

PT 때는 우선 트레이너가 회원의 몸 상태를 파악하고 올바른 자세와 적절한 중량으로 운동하도록 지도해주며, 운동할 때 참관함으로써 부상 위험을 최소화합니다. 같은 무게, 같은 조건으로도 근육에 좀 더 많은 자극을 주는 방법을 익힙니다. 이를 토대로 혼자서는 도전할 수 없었던 운동 횟수나 무게에 도전하게 됩니다. 평소 자신의 한계를 넘는 상황에서도 올바른 자세를 유지하도록 하고, 너무 힘든 경우 트레이너의 도움을 받아 운동하게 되니 혼자 할 때보다 더 강도 높은 운동이 가능해집니다. 혼자 할 땐 알 수 없었던 내 능력의 한계를 알게 되고, 한계를 넘어선 운동을 체험하게 됩니다. 따라서 부상 없이 최대의 효과를 얻을 수 있습니다. 사람들이 괜히 PT를 받는 것이 아닙니다.

최소 시간, 최대 결과

PT의 또 다른 장점은 '시간은 최소로, 결과치는 최대로' 뽑는다는 것입니다. 운동 전문가인 트레이너의 경험을 전수받아 시행착오를 최소화하고 시간을 절약하는 것입니다.

운동을 처음 하는 사람들을 생각해봅시다. 무슨 운동을, 어느 강노로, 얼마나 해야 할지, 하나부터 열까지 다 모릅니다. 운동에 관한 지식이 없는 상태에서 대충 운동해서는 당연히 좋은 결과가 나오기 어렵습니다. 헬스장에 가도 PT를 받지 않는 한 혼자 운동할 수밖에 없습니다. 그러다 보니 쉽게 할 수 있는 러닝머신만 탑니다. 며칠 해보니 지루하기 짝이 없습니다. 이런 과정을 거쳐 열에 아홉은 등록한 지 한 달도 안 돼 운동을 그만두게 됩니다.

해결 방법을 찾기 위해 운동 관련 책을 읽거나 검색해서 정보를 얻기도 합니다. 그렇게 해서 얻은 정보는 이론일 뿐, 실제 운동에는 별 도움이 안 되는 경우도 많습니다. 하라는 대로 했는데도 무릎이나 허리, 어깨, 팔꿈치, 손목 등 여기저기가 아픕니다. 이게 현실입니다. 이론과 현실의 괴리입니다. 이렇게 되면 스스로 세웠던 목표를 달성할 수 있을지 자신이 없어집니다. 설사 이 과정을 넘겼다고 하더라도 슬럼프나 정체기가 반드시 찾아옵니다. 대부분의 초보자는 이 과정에서 더 나아가지 못하고 끝나는 경우가 많습니다. 시간 낭비가 아닐 수 없습니다.

시간은 재벌이든 거지든 누구에게나 공평하게 주어진 자산입니다. 문제는 한정된 자산이라는 사실입니다. 일도 하고, 육아도 하고, 연애도 하고, 부모님 봉양도 하고, 이것저것 할 일도 많은데 운동까지 시간과 공을 들여 하려면 자칫 포기해버리게 됩니다. 이 과정에서 몇 차례 시행착오를 겪으면 운동해야겠다는 의지가 더 위축되지요.

PT는 시간을 엄청나게 절약해줄 수 있습니다. 트레이너가 숱하게 성공과 실패를 반복하면서 체득한 '핵심'만 배울 수 있기 때문입니다. 내가 겪을 시행착오는 사전에 차단하고, 운동 효과는 최대화할 수 있습니다. 현명한 사람은 돈으로 시간을 삽니다.

짧은 시간 안에 몸의 변화를 느낄 수 있다

웨이트트레이닝을 딱 한 마디로 설명한다면 '외모를 개선하는 데 최적화된 운동'입니다. 웨이트트레이닝은 애초에 최단 시간에 많은 근육을 만들기 위해 고안된 운동입니다. 그런데 혼자 운동하는 사람들 중에는 러닝머신만 이용하는 경우가 흔합니다. 안타깝게도 유산소 운동만으로는 근력 개선, 근육 증가, 외모 개선을 기대하기 힘듭니다. 근력 운동만 열심히 한다고 해도, 마니아 이상이 아니라면, 심폐기능의 개선은 미미합니다.

하지만 PT를 통해 운동한다면 대부분 유산소 운동과 근력운동을 병행하게 됩니다. 유산소와 근력운동이 적절히 병행되면 짧은 시간 내에 몸의 변화를 체감하게 됩니다. 심폐기능, 체력, 면역력 등이 개선되어 몸이 가벼워지고 활력이 생기는 것을 느끼게 됩니다. 지하철 계단 올라갈 때 덜 힘들고, 아침에 일어날 때 개운하며, 업무 중 피로감도 덜하며, 감기를 달고 살았는데 이젠 괜찮다는 것을 알게 됩니다.

이뿐 아니라 체중, 근육량, 체지방량 수치 변화가 외형으로 나타납니다. 심지어 주위 사람들이 여러분의 변화를 먼저 알아보는 경우도 흔합니다. 또한, 혼자 할 때는 느끼지 못했던 운동 효과를 PT를 통해 단시간에 체험하게 됩니다. 자연스레 스스로 동기부여가 되고, 운동할 의욕이 유지됩니다. PT는 이렇게 많은 장점을 가지고 있습니다.

내게 맞는 PT 활용하기 1
PT 시작 전

PT를 하기로 마음먹은 그 순간부터 고민이 생긴다는 사실을 알고 계신가요? PT를 하기에 앞서 후기를 좀 보고 싶어도 2020년 이전엔 제대로 된 후기를 찾는 것도 거의 불가능했습니다. 2023년 기준, 네이버 리뷰 시스템이 PT에도 일상이 돼 상황은 훨씬 좋아졌습니다(거짓, 대가성, 마케팅 업체의 후기를 알아보는 안목이 필요합니다. '아현 건강해짐'의 네이버 리뷰를 보신다면 진짜 리뷰가 어떤 것인지 감이 오실 겁니다). 가장 좋은 건 PT를 받아본 가족이나 친구에게 추천을 받는 것이겠죠? 제 경험을 바탕으로 현명한 PT 선택을 위한 노하우를 공개합니다. PT는 어디서, 누구에게, 어떻게 받는 게 가장 좋을까요?

어디서, 누구에게, 어떻게 받는 게 좋을까?

각자의 상황에 따라 집 근처에서 할지, 직장이나 학교 근처 또는 이동 경로상의 어느 지점에서 할지, 아니면 특정 트레이너를 찾아갈지 우선 정합니다. 운동 효과를 보려면 일주일에 최소 2번 이상 운동을 해야 하니 접근성이 중요합니다. 차든 도보든 20분 내외 거리에 있는 것이 좋습니다. 처음엔 스스로 의욕이 넘쳐 거리가 좀 멀어도 상관없을 것 같지만, 막상 운동을 시작하면 내 의지가 굳세지 못함을 금방 깨닫게 됩니다.

지역이 정해지면 검색해봅니다. 요즘은 보통 블로그, 인스타그램 계정을 갖추고 있으니 알아본 다음 절차에 따라 예약한 뒤 방문해서 살펴봅니다. 요즘 1인 업장이 많습니다. 피크타임이 아니어도 응대할 인원이 없어 상담조차 불가능한 경우가 많습니다. 직접 방문할 경우 미리 연락해서 꼭 상담 시간을 정한 다음에 방문하길 권합니다.

상담은 어떻게?

트레이너에게 자신의 몸 상태(과거의 질병, 부상 이력, 생활 습관)가 어떤지, PT를 통해 얻고자 하는 것은 무엇인지(건강 개선, 감량, 증량, 근력 강화, 라인과 외모 개선, 프로필 촬영 등)를 정확히 알려줍니다. 핵심만 추려 구두로 설명해도 좋고, 메모해서 주셔도 좋습니다. 내가 원하는 부분에 관해 트레이너와 집중적으로 이야기합니다.

저는 PT를 받을 때 부상 이력을 정리한 서류를 꼭 지참해서 갑니다. 트레이너라 겉보기엔 건강해 보이는 저도 아픈 곳이 있습니다. 업계 비밀을 얘기하자면, 직업으로 운동하는 사람치고 부상 없는 사람은 거의 없습니다. 저는 운동을 지도하는 트레이너지만 그 이면에선 환자로 살아보니 비로소 아픈 사람의 마음을 알게 됐습니다. 저 역시 이 과정을 통해서 보다 건강한 상태, 궁극적으론 건강했던 원래 상태로 돌리려 부단히 애쓰고 있습니다. 각지의 유능한 선생님들을 찾아 제 몸을 맡기고 PT를 통해 배우면서 꾸준히 관리받았고, 그중 제게 특히 도움이 된 것들은 스스로 더 파고들어 공부합니다. 이 과정을 통해 체득한 실전 지식이 적지 않습니다. 좋아진다는 것에 대한 확신이 있으니 제가 경험한 것에 노하우를 담아 회원께 전달해드리며 회원의 불편함을 개선시키려 최선을 다합니다. 실패할 때도 있지만, 좋아질 때가 훨씬 더 많습니다. 제 도움으로 건강을 회복한 회원들을 보면 정말로 기쁩니다.

제 경우는 그렇습니다. 각자의 목표는 다 다르니 목표에 따라 이야기 나눠보세요. 상담하면서 여러분 스스로 판단해보세요. 트레이너와 함께 결과를 만들 수 있을지, 그리고 그 상담 내용에 관해 '신뢰'가 가는지 느껴봅니다. 내가 아무 이유 없이 좋은 사람도 있고 싫은 사람도 있듯, 이 부분은 온전히 대면해서 느끼는 그 감정을 보면 됩니다. PT는 사람 간의 만남이라 서로 합이 잘 맞아야 합니다. 대면해서 상담만 잘 받으셔도 속된 말로 '양아치' 같은 트레이너는 어느 정도 거를 수 있으리라 생각합니다. (창피한 이야기지만 이 글을 쓰는 저도 PT를 받다 실패한 경

힘이 있습니다.)

상담할 때 가장 좋지 않은 것은 뚜렷한 목표가 없는 것입니다. 운동을 통해 얻고자 하는 것이 명확하지 않은 상태에서의 상담은 고객과 트레이너 모두에게 시간 낭비입니다. 상담 즉시 결제를 강요하는 경우도 많지만, 결제는 의무가 아닙니다. 상담해보니 별로인데 바람 잡는 분위기에 못 이겨 결제하면 100% 후회합니다. 물론, 내 맘에 쏙 든다면 당장 하셔도 좋습니다.

내게 맞는 PT 활용하기 2
운동 효과 극대화하는 법

준비운동 : 될 수 있으면 PT 시작 10분 전에는 미리 도착해서 워밍업을 하시길 권합니다. 앞에서도 강조했지만, 운동을 잘하고 오래 한 사람일수록 그 중요성을 잘 알고 있습니다. 워밍업은 굳어 있는 몸을 풀어주고 체온을 높여줌으로써 본운동의 효과를 높이고 부상 위험성도 줄여줍니다.

본운동(PT) : 자, 드디어 고대하던 시간입니다. 1:1 트레이닝인만큼 내 몸 상태와 내 수준에 따라 운동하면 됩니다. 특히 워밍업 할 때 느낀 특이 사항이 있거나 원하는 게 있다면 수업 전이나 수업 중에 트레이너에게 얘기하시면 됩니다.

수업이 시작되면 오로지 트레이너의 큐잉(말이나 몸짓을 통한 지도)에 맞춰 운동에 집중, 또 집중해야 합니다. 큐잉에 트레이너의 경험과 노하우가 녹아 있습니다. 큐잉에 맞춰 최대한 정확하게 운동을 해야 효과가 극대화됩니다. 이것이 PT 효과를 크게 좌우합니다.

보조운동 : PT가 끝났습니다. 아쉬움이 남거나 운동 효과를 더 높이고 싶다면 PT 후 보조운동을 해주는 게 좋습니다. 체지방 감량이 목표라면 체지방 감량에 좋은 유산소 운동, 근육 증가나 라인과 외모 개선이 목표라면 근력운동, 유연성 향상이 필요하다면 스트레칭. 이런 식으로 자신의 필요에 따라 보조운동을 추가하면 좋습니다. 어떤 보조운동을 해야 할지 모르겠다면 담당 트레이너에게 물어보세요. 친절히 알려줄 것입니다.

정리운동(쿨다운) : 본운동이 끝나면 바로 샤워장으로 직행하는 분들이 많습니다. 정리운동을 왜 해야 하는지 모르거나 어떻게 하는지 몰라서 안 하는 경우가 많습니다. 아무리 바빠도 정리운동에 5분만 투자합시다. 여유가 있다면 10~30분 정도가 좋습니다. 1시간여의 운동으로 지쳐 있는 내 몸의 연부 조직들, 상승한 체온과 심장 박동을 정상화하고 축적된 젖산을 최소화하기 위해 정리운동은 꼭 필요합니다. 회원 스스로 습관을 들이기까지 시간이 필요하다는 사실을 알기에 자주 강조합니다. 경험상 운동을 잘하는 사람, 회원 가운데 성과가 좋은 사람일수록 워밍업과 쿨다운에 공을 들입니다.

진짜 중요한 것은 PT 1시간보다 나머지 23시간!

바쁜 시간을 쪼개 힘든 운동을 마치고 귀가한 여러분, 수고 많으셨습니다. 중요한 것은, 하루 24시간 가운데 트레이너와 함께하는 1시간보다 나머지 23시간을 잘 활용해야 운동 효과를 극대화할 수 있다는 사실입니다.

식사와 휴식(수면 포함)은 운동 다음으로 중요합니다. 식사에 관한 조언은 담당 트레이너에게 구하고, 늦게 자더라도 밤 10시부터 새벽 2시 사이엔 꼭 잠들 수 있도록 합니다. 일찍 잘수록 좋으며, 잠이 보약이라는 말은 명언입니다.

운동 후 자고 일어났더니 근육통에 온몸이 여기저기 쑤실 땐 누워만 있지 말고 가벼운 산책 등 일상적 활동을 하면서 틈틈이 스트레칭을 하고, 시간 맞춰 식사와 간식을 먹으며, 무리하지 않고 충분한 휴식을 취하는 것이 좋습니다.

운동을 쉬는 날에도 궁금한 게 있다면 트레이너에게 연락해보세요. 답을 안다고 해도 행동이 없다면 변화는 없습니다. 트레이너가 알려준 대로 실천한다면 적극적으로 관리하는 모습에 트레이너도 더욱 열과 성을 다해 도와주려 애쓸 것입니다. 무엇보다 원하는 결과에 더욱 빨리 도달할 것이며, 회원 스스로 가장 많이 성장할 수 있을 것입니다.

내게 맞는 PT 활용하기 3
PT 완전 종료 후

앞서 말씀드린 내용을 반복하는 시간이 누적되면 변화가 일어납니다. 하지만 여러분이 초보자라면 이 과정을 아주 성실히 실행하더라도 여러분의 몸은 기대와 달리 금세 변하지 않습니다. 과거에 운동 없이 지낸 1년, 5년, 10년, 30년, 50년 세월이 여러분의 몸에 누적돼 있습니다. 다이어트의 원칙들을 아주 철두철미하게 지키고 있는데도 변화가 없는 경우가 있습니다. 변화를 거부하는 인체의 항상성 때문입니다. 우리의 몸은 하루 이틀 열심히 한다고, 심지어 한두 달 열심히 한다고 쉽게 변하지 않습니다.

우리 인생에서 잠깐의 노력으로 금세 이뤄지는 일이 있던가요? 모든 일이 그렇듯 운동도 옳은 방법으로 꾸준히 하면 좋은 결과가 있기 마련입니다. 느긋하게 생각하고 과정에 충실하면 됩니다. 단시간의 다이어트가 목적이라면 3개월만 해도 결과가 나타나지만, 고도 비만인 사람이 정상 체중으로 간다거나, 어느 정도 몸을 만들고자 한다면 최소 1년은 생각하고 운동해야 합니다. 바뀐 행동이 평생의 일상이 되게 습관화시켜 유지해야 합니다.

조급한 마음에 '지름길'로 가려는 사람들이 많고, 그 심리를 이용하는 사기꾼들도 많습니다. 사기꾼들의 공통점은 호언장담입니다. 여러분이 바라는 모습, 듣고 싶어 하는 말만 골라 하는 그들은 지금도 곳곳에서 '호갱'을 모집하고 있습니다. 이 사기꾼들로부터 내 몸, 내 돈, 내 시간을 지키며 호갱이 되지 않으려면, 운동과 건강은 꾸준한 노력과 많은 시간이 필요한 일임을 여러분 스스로 잘 알고 계셔야 합니다.

PT,
싸고 좋은 것은 없다

저는 다양한 회원을 만납니다. PT에 대한 불신이나 나쁜 기억을 가진 회원도 종종 봅니다. 트레이너인 저도 소비자로서 여러 차례 PT를 받는 과정에서 잘못된 선택으로 크게 실패했던 경험이 있습니다. 독자께서는 저와 같은 실수를 하지 않았으면 하는 마음입니다.

PT의 특성상 경험담을 직접 듣기도 어렵고, PT를 직접 받아보기 전까진 담당 트레이너의 PT 서비스가 어떤지 확인하기 어렵습니다. 우리 삶에서 좋은 사람을 만나려면 '운'도 따라줘야 합니다. 어쨌든 서비스를 제공할 트레이너를 봐야 하는데, 그게 현실적으로 어려우니 가격을 먼저 보게 됩니다. 다른 물건이나 서비스와 마찬가지로 PT 역시 싸고 좋은 것은 거의 없습니다. 왜 그럴까요?

→ 트레이너라는 직업은 진입장벽이 낮습니다.

→ 진입장벽이 낮으니 누구나 시작할 수 있기에 항상 경쟁이 심함.

→ 실력이 없는 트레이너는 수입 부족으로 생활고를 겪음.

→ 고민 끝에 시세 대비 낮은 가격으로 소비자를 유혹할 수밖에 없음.

→ 낮은 가격만큼의 PT 가치가 안 나옴. 회원으로부터 외면당함.

→ 낮은 가격을 유지하지만, 상황은 비슷함. 트레이너 도태.

수업 내용으로 회원에게 만족을 못 주면 수업 외의 다른 서비스로 무언가를 더 제공해야 합니다. 스스로 살아남기를 원한다면 필수입니다. 그럼 회원에게 무엇을 드려야 체감이 클까요? 가격이 가장 확실한 방법입니다. 시세보다 싼 가격. 혹하는 가격.

가격 앞에 장사 없다 – 제가 겪은 PT 실패담

돈은 사실 우리 모두에게 큰 무기이며, 액수에 따라 사람 마음이 흔들립니다. 정말 돈이 없어서 불가피하게 싼 것만 해야 할 수도 있지만, 여유가 되는데도 단순히 시세보다 싼 가격만 보고 덜컥 등록해버리는 경우도 많습니다. 이 글을 쓰는 제가 가성비 따지다 아직도 후회하는 실패담을 적어봅니다.

2016년, 제 가족이 PT를 받았습니다. 제가 PT를 해줄 수 없어 차선으로 제가 신뢰하는 드레이니에게 맡기려 했으나 거리상 그것도 불가능했습니다. 하는 수 없이 집 근처에서 물색했는데, 혹하는 가격이 있었습니다. 상담할 때 동행하여 제가 트레이너임을 밝혔고, 업장 대표에게 PT를 맡아달라고 부탁했습니다. 직원으로 일하는 트레이너보다 경력, 실력, 성의 측면에서 나을 것으로 생각했으나 처참히 실패했습니다. 업장의 대표가 양아치였는데, 저는 그것도 몰라보고 굽신굽신하며 제 가족을 맡겼습니다. 돈, 시간, 감정까지 모든 게 너무 아깝고, 그런 사람에게 PT를 맡긴 것이 여러 해가 지난 지금도 후회됩니다. 싸지 않았다면 애초에 방문조차 하지 않았을 텐데, 가격에 혹해서 실패했습니다. 싼 게 비지떡입니다. 저는 이러한 사실을 알고 있었음에도 속았습니다.

물론 가격과 서비스의 질이 늘 일치하지는 않습니다. 그러나 PT 비용과 실력·서비스는 대체로 비례합니다. 시세 대비 비싸면서 실력과 서비스가 형편없으면 회원들이 알고 외면합니다. 실력과 서비스가 괜찮지만 시설이 낙후되거나 접근성이 떨어져도 가격에 반영됩니다. 경쟁사로 가면 되니 비싼 돈 내며 할 이유가 없지요. 이런 과정을 거치면 해당 업체나 트레이너는 도태되거나 주변 시세에 맞춰 가격을 내립니다. 내린 가격에도 반응이 안 좋다면 더 내려야 됩니다. PT 가격도 아파트처럼 냉정하리만큼 정확합니다.

PT 성공의 핵심은?

앞서 싸고 좋은 PT를 찾다 실패한 제 경험담을 들려드렸습니다. 독자께서는 어떤 기준으로 PT를 알아보고 계신가요? 일반적으로 고려할 만한 요소들을 적어보겠습니다.

- 가격
- 시간
- 리뷰(평판), 후기
- 위치(거리, 지도)
- 과거 회원들의 결과물(포트폴리오)
- 지하 vs 지상층
- 업장 분위기(활발, 빵빵, 북적북적 vs 조용, 차분, 편안, 아늑)

- 업장 상태(청결, 깔끔 vs 노후, 지저분)

- 실내 화장실, 샤워장, 주차장 유무

- 트레이너 프로필, 경력, 이력(상담 전)

- 트레이너 느낌, 전문성(상담 시)

- 상담 때 받는 느낌(전문성, 신뢰감, 친절, 진심, 성의)

- 트레이너 외모

- 업체 공식 SNS 계정

독자께서 PT를 알아볼 때 우선순위는 무엇이었나요? 이유는 무엇인 가요? 궁금합니다. 우선 가격부터 확인해야겠죠? PT가 아무리 좋아도 내 경제 상황에 지장을 주면 안 되니 말입니다.

PT 성공의 핵심은 트레이너!

저는 트레이너지만 2010년부터 PT 소비자로 살아왔고, 앞으로도 그 럴 예정입니다. 서비스 제공자 이전에 서비스 이용자입니다. 그래서 회원의 마음을 아주 잘 이해합니다. '큰돈과 귀한 시간' 들여 PT를 받는 데 어느 누가 실패하고 싶고, 대충 받고 싶겠어요? 회원께서 PT를 '꼭' 성공하고 싶다면? 제가 생각하는 PT 성공의 비밀과 핵심은 '트레이너' 입니다.

사람 잘 만나야 한다. 이런 말, 많이 들어보셨죠? 저는 인생의 지혜 가 담긴 말이라 생각합니다. 일회성이든 정기적이든, 어떤 사람을 만나느냐에 따라 내 삶의 방향이 확연히 달라지게 됩니다.

트레이너는 정기적으로 보게 됩니다. 그래서 PT 성공의 비밀, PT 성공의 핵심은 바로 트레이너입니다. 가족이나 친구도 정기적으로 보지 못하는 경우가 흔하지만, 트레이너는 PT를 하게 되면 정기적으로 보게 됩니다. 최소 1개월, 보통 3~6개월은 봅니다. 1~2년 보는 경우도 많습니다. 제가 지금껏 가장 오래 모신 회원은 3년 6개월인데, 4년 이상 모실 수 있길 희망합니다. 이렇게 보니 트레이너와 정말 오랜 기간을 함께하지 않나요? 오랜 기간 자주 보는 트레이너의 영향을 안 받을 수 있을까요? 초반부엔 서비스 제공자인 트레이너의 영향이 압도적입니다. 우선 트레이너가 회원에게 운동법, 식단, 건강 관리법 등을 제공합니다.

트레이너의 수준(실력+인성) = 회원이 가져갈 이익, 가치

1차적으로 여기서 '트레이너의 삶'이 '회원'에게 온전히 갑니다. 트레이너가 실력과 지식이 없으면 회원에게 전혀 도움이 안 됩니다. 실력과 지식은 기본입니다. 만약 트레이너가 실력과 지식은 있는데 서비스 마인드나 인성이 별로라면요? 실력과 지식이 있어도 회원에게 전혀 도움이 안 됩니다. 그런 트레이너에게 애초에 무얼 기대할 수 있을까요? 한술 더 떠 회원에게 개념 없이 반말, 욕설, 비속어를 쓰고 잘난 척만 한다면요? 귀 닫고 운동만 하고 싶을 테고, 운동 끝나면 식단은커녕 귀부터 씻고 싶으실 겁니다. 설령 그 트레이너가 실력과 지식은 있어서 맞는 말을 한다고 해도 트레이너가 하는 말 하나도 귀에 안 들어옵니다. 그냥 '꼴'도 보기 싫지 않을까요? 아마 바로 환불 신청하고 카톡 차단하실 겁니다.

PT에 관한 나쁜 기억을 지닌 회원님들께 이런 얘길 종종 듣습니다.

- 내 돈 내고 운동하는데, 왜 혼나는지 모르겠어요. 혼나려고 돈 낸 게 아닌데….
- 내 시간인데, 트레이너가 수업 때 집중을 안 해요. 자꾸 폰만 만져요.
- 1:1 PT로 계약했는데, 제 동의도 없이 2:1, 3:1 수업을 해요.
- 내가 취소나 변경하면 PT 횟수 칼같이 차감하면서, 트레이너는 수시로 수업 시간 바꿔요.
- 트레이너가 수업 시간에 자꾸 이상한 소리만 해요. 귀에 피가 날 거 같아요.

눈살이 찌푸려지지 않나요? 내가 이미 겪었을 수도 있고, 당장 PT 경험이 있는 가까운 사람과 카톡만 해봐도 나올 수 있는 이야기입니다. 결국 PT 성공, 결과를 만드는 핵심의 절반은 트레이너입니다.

트레이너의 삶이 온전히 회원에게 간다

그래서 트레이너는 실력과 인성을 모두 갖춰야 합니다. 트레이너를 잘못 만나면? PT 효과는 나쁠 수밖에 없고, 1시간 내내 계속 나쁜 영향을 받으니 개인 맞춤으로 훈련하는 시간이 점점 어둡게 물듭니다. PT 기간 내내 회원의 '삶'이 망가집니다. 트레이너를 잘 만나면? 과정이 좋으니 PT 효과는 대부분 좋을 수밖에 없고, 회원이 성장합니다. 회원의 '삶'이 밝아집니다.

어떤 트레이너를 만나느냐에 따라 결과가 천차만별로 달라집니다. 좋은 트레이너를 만나면 과정이 좋으니 결과도 당연히 좋습니다. 트레이너의 운동 철학이 회원에게 스며듭니다. 새롭게 이식된 운동에 대한 가치관과 사고의 확장은 회원의 삶으로도 이어집니다. PT 내내 운동 얘기만 하진 않습니다. 서로 신뢰가 쌓이면 1:1로 1시간씩 보내는 동안 할 수 있는 이야기의 폭도 넓고 깊어집니다. 트레이너가 살아온 지난 시간과 생각, 삶에 대한 철학과 가치관이 회원에게 스며듭니다. 트레이너가 잘 살아왔고, 다른 사람의 모범이 될 수 있는 사람이라면 회원은 자기 삶의 모든 부분에서 사고의 확장을 경험합니다. 체력의 향상과 더불어 '할 수 있다'는 자신감 덕분에 스스로 정해둔 삶의 한계선을 훌쩍 넘어서게 됩니다.

암 수술 이후 피폐한 심신을 운동으로 관리하며 삶의 의지를 키우던 회원도 있었고, 당뇨에 비만이지만 10km 마라톤이 취미가 된 회원도 있었습니다. 일과 사람에 지친 나머지 하고 싶은 게 없었던 회원이 상반기를 돌아보고 하반기 계획을 세웠을 뿐만 아니라 각고의 노력 끝에 얻은 번듯한 직업을 놔두고 진지하게 트레이너로 전직하고 싶다던 경우도 있었습니다. 여러분 역시 전혀 생각도 못 했던 미지의 영역을 경험할 수도 있습니다. 이렇게 트레이너의 삶이 온전히 회원에게 갑니다. 서로 영향을 주고받으며, 함께 삶을 만들어갑니다. 별 볼 일 없다고 느낄 수 있는 그 찰나가 모입니다. 순간이 모여 시간이 되고, 시간이 모여 하루가 되고, 하루가 모여 한 주가 되고, 한 주가 모여 한 달이 되고, 한 달이 모여 일 년이 됩니다. 트레이너로부터 파생되는 무형의 가치와 이익은 회원의 삶에 무한한 부가가치를 창출할 수 있습니다.

실력과 인성 좋은 트레이너를 만나려면?

PT는 사람이 하는 일이고, 그래서 서로 잘 맞아야 좋은 결과를 만듭니다. 상담할 때 가격뿐 아니라 트레이너의 사람 됨됨이를 느껴보고 미래를 한번 그려보세요. 보이는 '가격'을 넘어 보이지 않는 미래를 봐야 합니다. 무엇보다 내 몸을 믿고 맡길 수 있는 트레이너인지 '사람'을 우선으로 보고, '신뢰'가 간다면 그 트레이너와 운동을 하는 게 가장 지혜로운 선택이겠지요.

독자께서는 어떤 트레이너를 만나고 싶으신가요? 저는 매너 있고, 상황에 관계없이 열심히 사는 회원들을 모시고 싶습니다. 보통의 회원들은 하루 일과를 마치고 의지력이 다 소진됐음에도 불구하고 지친 몸을 달래가며 없는 시간을 짜내 어렵게 운동하러 오신다는 사실을 잘 알고 있습니다. 사람인 이상 살다 보면 힘들고 지치는 순간도 많고, 항상 열심히 살 수도 없다는 것은 게으른 제가 더 잘 압니다. 그런 순간에도 자신의 위치에서 포기하지 않고 열심히 살아가는 회원을 모시면 제가 좋은 자극을 받고 열심히 살려는 의지를 다지게 됩니다. 회원이 제게 좋은 영향을 주는 순간 하나하나가 모여 지금의 제가 있고, 건강해짐이 있고, 이 글을 통해 여러분을 만나고 있습니다. 독자 여러분께서도 지쳤을 때 이 책을 통해 작은 위로와 응원, 좋은 자극을 받으시면 좋겠습니다.

트레이너
200% 활용법

무엇보다 트레이너를 인간 대 인간으로 존중해주는 회원이라면 어떤 트레이너든 당연히 더 잘해드리려 노력하지 않을까요?

저는 트레이너로서 회원들이 지불한 비용 이상의 가치를 꼭 전해드리려 노력합니다. 운동을 넘어 회원의 삶에도 도움이 될 수 있다면 어떻게든 힘이 되어드리려 합니다. 다만 매너 없는 회원은 예외입니다. 약속한 것까지만 서비스합니다.

PT는 상호작용입니다. 이왕이면 관계가 좋을수록 결과도 더 좋습니다. 과연 어떤 회원이 트레이너의 자발적 헌신과 열정까지 끌어낼 수 있을까요?

우선 PT 수업에 적극적으로 임하는 회원입니다. 자발적으로 비싼 돈 내고 하는 PT이니 누구나 열심히 할 것 같지만, 그렇지 않습니다. 처음 며칠은 열심히 하다가도 이런저런 이유로 초심이 옅어지는 경우가 부지기수입니다. 직업으로 하는 저도 운동을 늘 성실하게 하지는 못합니다. 저도 못 하는 걸 '일반 회원'에게 바라는 건 욕심이다 싶은 생각도 종종 합니다.

최고의 회원은 수업 전은 물론, 수업 후까지 한결같이 노력하는 회원입니다. 수업 전 미리 와서 준비운동을 하고, 수업 후 부족한 부분을 연습하며 정리운동을 합니다. 귀가 후에는 다음 운동 때까지 충분한 휴식과 수면을 취하고, 트레이너가 알려준 대로 먹으라는 음식을 잘 챙겨 먹습니다. 술, 담배는 자제합니다. PT 하는 기간 내내 온전히 자신의 목표를 향해 집중하는 회원을 보면 트레이너는 감동합니다. 본업으로 이미 피로하고 지쳤을 텐데도 다른 영역에서 그런 노력을 기울이는 모습을 보면 존중을 넘어 인간적으로 '존경'하게 됩니다.

회원이 행동으로 신뢰를 보여주니 신이 난 트레이너는 자신의 모든 지식과 경험은 물론, 내면의 열정까지 바칩니다. 이심전심. 서로는 서로를 알아보기에 회원의 목표를 향해 함께 나아갑니다. 끌어주고 당겨주면서.

아무래도 그 회원의 수업 때는 더 집중하게 되고, 더 잘해드리고 싶은 마음이 커져 더 신경 쓰고 공부하게 됩니다. 회원이 성장하는 모습에 흐뭇한 나머지 가끔 이것저것 선물도 드립니다. 회원의 행동이 트레이너의 열정을 끌어냅니다. 서로를 신뢰하고 온전히 믿기에 관계는 더 좋아집니다. PT가 끝난 후에도 오랜 시간 관계가 이어지며, 사심 없이 연락하고 지내며 서로 힘이 되어주기도 합니다(10여 년 전에 인연을 맺은 회원들과 아직도 연락을 주고받기도 합니다).

진심은 통하기 마련입니다. PT에 집중하는 것만으로도 트레이너를 200% 활용할 준비가 된 겁니다. 서로의 신뢰가 쌓이기 시작하면 시너지 효과가 발생하는 것은 당연합니다.

회원의 행동에 관해 얘기했지만, 1차적으론 트레이너가 신뢰를 드리는 게 우선입니다. 회원의 열정을 끌어내고 유지시켜 좋은 결과를 만들기 위해선 트레이너가 당연히 먼저 신뢰를 드려야 합니다. 이건 트레이너의 몫이고 역량입니다. 회원의 신뢰를 얻으면 거짓말처럼 회원의 행동이 매사 '자발적으로' 변합니다. 그러니 PT 결과도 좋을 수밖에 없습니다. 부가적으로 인간 대 인간으로서 상호관계까지 좋아집니다. 저는 오늘도 제 회원에게 신뢰받는 트레이너가 되고 싶습니다.

부상 없는 건강한 운동
건강해짐의 기본 철학

제 트레이닝 철학의 기본은 '부상 없는 건강한 운동'입니다. 너무 당연한 얘기인가요? 혼자 운동할 때는 물론 트레이너와 함께 운동하다가도 다치는 일이 흔합니다.

부상 없이 꾸준히만 운동한다면 운동의 결과가 몸에 적립되어 건강에 플러스가 되겠지만, 부상을 당하게 되면 말짱 도루묵이 됩니다. 가끔 하는 운동 또는 단기간의 운동으로 큰 결과를 얻으려는 욕심을 버려야 합니다. '과유불급'이라는 말이 있듯 고수 또는 마니아 수준이 아니라면 다짜고짜 고강도의 운동, 보여주기식 운동은 절대 피해야 합니다.

자신의 한계를 뛰어넘고자 할 때는 트레이너의 도움을 받거나, 여러분보다 운동을 잘하는 사람의 조언을 구하는 것이 부상을 피하는 방법입니다.

다치는 건 순간이고, 다치고 나면 후회만 남습니다. 부상을 당하면 오랜 시간 공들여 만들어놓은 건강도 한순간에 마이너스가 됩니다. 육체적 건강뿐 아니라 정신적 건강까지 손상됩니다. 일상에도 지장이 생깁니다. 다쳐본 사람은 누구나 공감할 것입니다. 트레이너인 저도 다치고 나서야 알았으니까요.

작은 부상이면 앞으로 조심하면 됩니다. 그러나 작은 부상도 반복되면 신체 기능 자체가 크게 저하됩니다. 회복되더라도 부상 전의 상태로 되돌리기가 쉽지 않습니다. 부상 정도에 따라 평생 어느 정도의 불편을 안고 살아가야 합니다. 크게 다치면 말할 것도 없고요.

저는 한창 나이에 '강–강–강' 수준의 무리한 운동을 하다가 부상을 당해 후유증을 갖고 살아가고 있습니다. 아이러니하게도 제 부상의 경험 덕분에 회원님의 부상은 사전에 아주 철저히 방지합니다. 오랜 시간 재활 운동을 하면서 쌓은 노하우는 트레이너로서 지도할 때 굉장히 플러스가 됩니다. 그래도 개인적으론 아쉽기만 한 지난날입니다.

목표 없는 PT는
돈 낭비, 시간 낭비

PT를 계획 중이거나 현재 하고 있는 분들, 과거 PT에 실망했던 분들이 이 글을 본다면 도움이 되리라 확신합니다.

우선 PT에 앞서 상담을 하게 됩니다. 업장마다 분위기나 문화가 달라 상담 형식과 내용은 천차만별입니다. 1분 만에 끝낼 수도 있는 게 상담이지만, 저희는 상담 예약시 아예 1시간을 비웁니다. 그 1시간 동안 회원의 목표와 현재 생활 습관에 관한 이야기를 듣고, 현 상황에 관해 피드백을 드리고, 앞으로 어떻게 해야 좋아질지 회원과 함께 계획을 세우고, 회원의 목표치를 현실에 맞게 재조정하다 보면 1시간이 금방 갑니다. PT 여부와 관계없이 상담만으로도 득이 될 수 있게 맞춤 상담을 해드립니다. 온전히 1시간을 회원에게 투자하는 것이지요. 바쁜 수업 틈틈이 상담하는 게 매우 힘들고 고되지만, 상담이 잘 돼야 서로 불필요한 오해와 시간과 돈, 감정의 낭비 없이 좋은 결과를 얻을 수 있습니다.

택시를 탈 때 "아무 데나 가주세요"라고 말하는 경우는 거의 없을 것입니다. 목적지를 정하지 않고 비행기나 기차, 버스를 이용하는 경우도 드물 것입니다.

저는 연 100회 내외의 상담을 수년간 진행해왔는데, 10에 1~2명 정도는 뚜렷한 목표나 목적 없이 PT를 받겠다는 분들이 있습니다. 그냥 지나다가 들른 것이 아니고, 진지하게 PT를 위해 사전 약속을 하고 온 분들인데 말입니다. 예를 들자면 이런 식입니다.

- "주변에서 PT 하는 거 보니 좋아 보여서, 좋다고 해서 왔어요."
- "(전 잘 모르니) 알아서 잘 부탁드립니다(미용실에서 자주 들을 수 있는 말)."
- "그냥 별다른 이유나 목표는 없고, 운동해야 해서, 운동하고 싶어서 왔어요."

회원이 정말 목표나 목적이 없는 경우입니다. 트레이너는 이렇게 생각할 수 있지요.

'PT 시간만 잘 지켜서 서비스하면 어떤 결과가 나오든 PT 결과는 무조건 만족이겠네?'

그러나 회원은 만족하지 못합니다. 제가 이런 마음으로 여러 차례 서비스를 해본 경험이 있기에 잘 알고 있습니다. 회원이 뚜렷한 목표나 목적이 없더라도 돈과 시간을 들여 PT를 받는 입장이기 때문에 스스로 체감할 수 있는 무언가가 없다면 불만을 표시합니다. 트레이너와 회원 모두 서로 불신하고 감정이 상합니다. 이런 상황은 PT 결과물을 못 만들어 생기기도 하지만, 트레이너 눈엔 분명 개선된 점이 있습니다. 다만 회원의 속마음에 부합하지 못하는 결과라 불만이 나옵니다. 회원이 의욕도 표현도 없고, 뭘 해도 시큰둥하니 에라 모르겠다 하는 마음에 그냥 PT를 했다가는 이렇게 됩니다. 어떻게 해야 할까요?

회원과 트레이너가 함께 목표를 세워야

이런 경우를 저 역시 수차례 겪고 나니 나름의 방법이 생겼습니다. 가상의 목표라도 만들어야 좋은 결과를 만들 수 있습니다. 트레이너는 성과를 위해서는 목표가 필요하다는 사실을 설명하고, 회원과 함께 임의의 목표를 세우는 것이 좋습니다. 예를 들자면 다음과 같습니다.

- 현재 체지방, 근육량의 상태를 측정하고 그것을 토대로 목표를 잡습니다.
- 체중을 목표로 잡습니다.
- 힙, 허리, 허벅지 등의 구체적인 부위를 목표로 잡습니다.
- 건강 증진을 목표로 잡습니다.
- 외모 개선, 활력 상승을 목표로 잡습니다.
- 계획된 큰 행사에 맞춰 목표를 잡습니다(예 : 프로필 촬영, 대회 참가, 결

혼, 산전 산후 운동, 이직, 면접, 시험, 연애).

– 무기력이나 우울감에서 벗어나는 것을 목표로 잡습니다.

– 부상이나 노화로 인한 불편함이나 통증의 완화, 개선을 목표로 합니다

　(예: 허리 디스크, 오십견 등).

　의외의 얘긴데요, 회원 스스로 목표가 없는 이유는 오랜 세월 주변의 기대에 맞춰 살며 헌신하고 희생하느라 정작 자신을 돌본 적이 없다 보니 뭘 해야 할지 모르기 때문인 경우도 있습니다. 자신의 목표를 얘기하자니 부끄럽고 민망하여 속마음을 얘기하지 않는 것이지요. 누구나 남에게 드러내기 싫은 부분이 있습니다. 저도 그런 부분을 남에게 얘기하지 않듯, 회원도 마찬가지입니다. 어느 정도 시간이 지나 트레이너에 대한 신뢰가 쌓이면 조심스레 속마음을 이야기하는 경우도 많습니다(PT 종료 때까지 말씀 안 하시는 분도 계심). 속마음을 너무 늦게 얘기하면 변화를 만들기 위한 시간 자체가 부족합니다. 이럴 경우 회원께 손해입니다. 상담할 때 목표를 확실하게 잡는 것이 최선이고, 그게 안 되면 PT 중에라도 꼭 정확한 의사 표현을 해야 회원이 원하는 좋은 결과를 만들어낼 수 있습니다.

목표가 확실한 경우 상담을 통해 확인

　회원이 PT를 통해 얻고자 하는 그 '무엇'이 없으면, 트레이너가 제시할 수 있는 '비전'도 없습니다. 허황된 목표를 꿈꾸고 있는 경우도 많지

만, 반대로 자신을 과소평가하여 너무 쉬운 목표를 세우는 경우도 있습니다. 상담을 통해 회원의 목표를 확인하고, 필요한 경우 협의하여 공동의 목표를 설정하면 PT의 시행착오를 최소화하고 회원의 목표를 달성하는 데 큰 도움이 됩니다.

앞서 얘기했듯 목적 없는 PT의 결과는 돈 낭비, 시간 낭비입니다. PT를 계획 중이거나 현재 목표 없이 PT 하고 있는 분들, 목표 없이 PT 받다 실망하신 분들은 꼭 자신의 목표를 정하기를 바랍니다. 목표를 설정하기 어렵다면 트레이너의 도움을 받아 함께 세우면 됩니다.

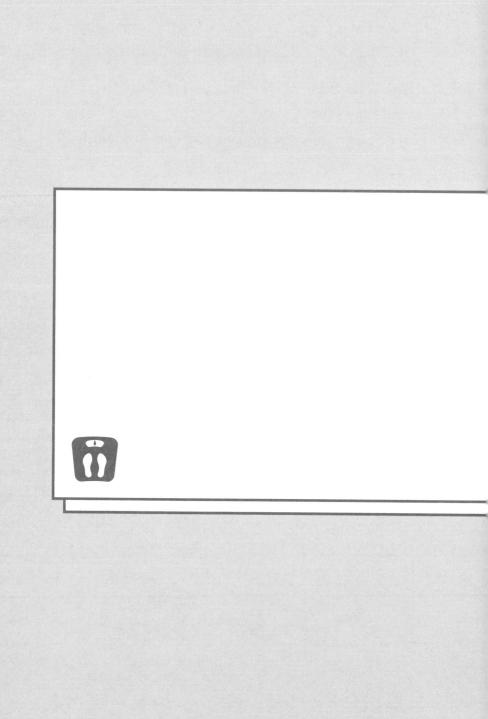

4

살이 찌는 건 내 탓이 아니다

과학적 다이어트의 원리 이해하기

살찌는 체질은
따로 있다

요즘 먹방이 흔합니다. 그것을 업으로 삼는 유튜버도 낯설지 않습니다. 놀랍게도 제 회원 중 구독자 수 184만의 먹방 유튜버도 있습니다 (2023년 2월 기준). 이젠 전처럼 많이 못 먹겠다고 하지만, 먹는 양에 비해 날씬합니다. 이런 사례를 접할 때마다 세상이 불공평해 보이는 사람들이 있습니다. 누구는 라면을 한 번에 대여섯 개씩 먹어도 괜찮은데, 나는 살찔까 걱정되어 한 달을 꾹꾹 참다가 라면 반 개를 먹었을 뿐인데도 바로 체중이 늘어나니 세상이 얼마나 원망스러울까요?

회원과 이야기하다 보면 살쪘다는 사실에 대해 죄책감을 느끼는 경우가 많습니다. 살이 찌도록 자신을 방치한 것은 큰 잘못이라고 여기며 자신감을 잃고 소심해지거나 괜히 비뚤어지기도 합니다. 하지만 비만은 여러분 탓이 아닙니다.

부모의 모습을 자식이 똑같이 닮아가는 경우가 있습니다. 부모가 비만이면 아이도 뚱뚱한 경우가 많습니다. 쌍생아 연구 등에 의한 결과로는 대략 70% 정도에서 유전자가 비만의 원인이 된다고 합니다.

또한 부모의 식습관이나 행동 패턴이 자식에게 그대로 대물림되는 경우가 많습니다. 부모가 단것을 좋아하고 폭식하는 경향이 있으면 자식도 그럴 확률이 높습니다. 부모가 운동을 좋아하면 자식도 운동량이 많아질 가능성이 높지만, 그 반대도 가능합니다.

날씬함도 재능이라는 것을 저도 이번에 알았습니다. 누군가는 날씬함을 타고 나지만(그래도 관리 안 하면 비만이 됨), 누군가의 유전자는 비만에 취약합니다. 이런 현실에서 비만인 사람이 가장 억울하고 열받을 때가 언제일까요? 바로 비만의 원인이 자신의 게으름과 나태, 정신력 부족, 자제력 부족 때문이라고 지탄받을 때일 것입니다. 살쪄본 적이 없는 날씬한 사람이, 주체할 수 없는 식욕을 느껴보지도 못한 사람이, 눈물 나는 다이어트를 해보지도 않은 사람이 자신을 향해 손가락질하는 그런 상황에 처할 때 제일 화가 날 것입니다.

우리는 날씬함이라는 재능에 있어서는 상당히 부족한 사람들입니다. 본인이 그렇더라도 이 시간 이후 부모님 탓은 하지 말아주세요. 왜? 내 삶은 내 선택이니까. 비만 유전자에 취약한 누군가는 그 사실에 절망하고 포기합니다. 비만 유전자에 취약할지라도 비범한 사람은 도리어 자신의 비만 체질을 계기로 철저한 자기관리를 통해 외모와 건강을 잘 관리하여 누군가의 희망이 되기도 합니다. 여러분이 그 희망의 증거가 되어보시면 어떨지요.

만약 여러분이 비만에 취약한 유형이라면 애초에 불리한 조건임을 알고 전략적으로 임하면 됩니다. 노력으로 분명히 잡을 수 있고, 이 책에서 많은 도움을 받을 수 있습니다.

우리가 알아야 할
다이어트와 호르몬의 관계

　지피지기면 백전백승이라 하였습니다. 다이어트를 할 때 가장 힘든 것이 바로 배고픔을 참는 것입니다. 우리의 몸은 시도 때도 없이 배고프다는 신호를 보내 탄수화물에 손이 가도록 만듭니다. 그 메커니즘을 알아야 몸의 속임수에 넘어가지 않을 수 있습니다. 식이요법을 이해하려면 왜 배가 고픈지, 왜 먹어야 하는지부터 살펴보아야 합니다.

　우리 몸에는 배고픔 혹은 배부름에 관여하는 여러 가지 물질이 있습니다. 그중에는 호르몬도 있고 영양분도 있습니다. 조금은 복잡한 이야기일지 모르겠지만, 이러한 물질들이 어떻게 상호작용하는지를 아는 것이 중요합니다.

　일단 어떤 것들이 중요한지부터 알아볼까요?

혈당(blood sugar) : 혈액 내에 함유된 포도당의 양을 뜻합니다. 혈당이 높아지게 되면 포도당을 이용하기 위해 호르몬들이 분비되게 됩니다.

인슐린(insulin) : 혈액 내의 포도당을 처리하는 호르몬입니다. 포도당을 글리코겐의 형태로 만들어 저장하거나 지방산으로 전환시키는 일을 합니다.

글루카곤(glucagon) : 인슐린과 반대작용을 하며 저혈당 시 글리코겐을 분해해 포도당을 만들어 혈당을 올립니다.

렙틴(leptin) : 포만 호르몬입니다. 배가 부를 때 분비되어 식욕을 억제합니다. 렙틴에 저항성이 생긴 것이 비만의 원인으로 알려져 있습니다.

그렐린(ghrelin) : 배가 고플 때 분비되어 강력한 식욕을 유발시키는 식욕 호르몬으로, 위에서 분비됩니다. 비만 치료를 위해 위절제술을 받았을 때 식욕이 감퇴하는 이유도 그렐린의 분비량이 줄어들기 때문입니다.

세로토닌(serotonin) : 세로토닌은 사람의 기분을 좋게 만들어주는 역할을 합니다. 음식을 먹으면 분비가 늘어나 기분이 좋아지는데, 이런 반응 때문에 자꾸 음식을 먹게 되는 탄수화물 중독 증상이 생길 수 있습니다.

코르티솔(cortisol) : 스트레스 호르몬이라 불리며, 많이 분비되는 경우 쉽게 짜증이 나고 심리적 불안감을 느끼게 됩니다.

누군가는 다이어트를 식욕과 의지력의 싸움으로만 생각하지만, 어찌 보면 다이어트는 우리 몸 안의 호르몬들이 싸우는 것입니다.

음식을 먹으면 그 음식은 위와 장에서 소화되면서 우리 몸 안으로 들어오게 됩니다. 혈액 안에 떠다니는 포도당을 혈당이라고 하는데, 혈당이 올라가게 되면 포도당을 이용하기 위해 인슐린이라는 호르몬이 분비됩니다.

인슐린은 포도당을 이용해 글리코겐이나 지방산을 만들어 우리 몸에 저장합니다. 이때 인슐린과 함께 세로토닌이 분비되면서, 우리는 포만감에 따른 기분 좋은 상태를 유지하게 됩니다. 또한 렙틴이 분비되면서 식욕이 떨어지게 되지요.

하지만 인슐린이 열심히 일해서 혈당이 떨어지면 어떻게 될까요? 세로토닌의 분비가 줄어들어 좋은 기분이 사라지게 됩니다. 렙틴 대신 그렐린이 분비되면서 배가 고프다는 신호가 옵니다. 배고픔이 지속되면 코르티솔이 늘어나 스트레스를 받게 됩니다. 이러한 스트레스 상황을 벗어나기 위해 음식을 먹게 되고, 그러면 다시 혈당이 올라갑니다.

실제로는 매우 복잡한 상호작용이 있지만, 간단히 말하자면 렙틴과 세로토닌, 그리고 그렐린과 코르티솔이 한편이 되어 서로 힘을 겨루는 양상이라고 볼 수 있습니다.

이렇게 말하면 그렐린과 코르티솔이 아주 나쁜 호르몬으로 보입니다. 하지만 사실 그렐린과 코르티솔은 우리의 생명을 유지시켜주는 아주 고마운 호르몬입니다. 그렐린이 없다면 우리는 음식 섭취를 게을리할 테고, 그러면 우리 몸의 신진대사에 악영향을 미치게 될 것입니다.

다만 그 역할이 너무 강해 지나치게 많은 칼로리를 섭취하게 만들면 비만이 되기 때문에 악역으로 몰리는 것이지요. 세로토닌도 마찬가지입니다. 포만감과 함께 기분 좋은 상태를 유지해주는 것은 고마운 일이나, 이러한 만족감에 젖다 보면 계속 기분 좋은 상태를 유지하고 싶어지고, 계속 고탄수화물 음식을 섭취하게 되는 탄수화물 중독의 원인이 되기도 합니다.

저칼로리 다이어트가 필패하는 이유가 바로 이것입니다. 저칼로리 다이어트에서는 항상 혈당이 떨어져 있는 상태가 됩니다. 포만 호르몬인 렙틴의 분비가 줄어들고 식욕 호르몬인 그렐린이 다량 분비되기 때문에 일촉즉발의 상태가 됩니다. 처음엔 의지력으로 버텨보지만, 곧 그렐린과 코르티솔의 강력한 힘에 꾹꾹 눌러온 식욕이 폭발합니다. 다이어터들이 자주 하는 말로 '입이 터졌다'고 하지요.

다이어트를 하면서 이러한 호르몬의 상호관계를 잘 이해해둘 필요가 있습니다. 다이어트는 무작정 참는 것이 아닙니다. 우리 몸의 호르몬을 이겨내기란 불가능합니다. 오히려 호르몬의 작용을 이해하고 이러한 호르몬들을 잘 달래는 것이 다이어트 성공에 필수적입니다. 일회성 다이어트 성공을 넘어, 다이어트 불패 신화의 주인공이 되시길 기원합니다.

요요를 극복하는
최선의 방법

　요요를 극복하려면 먼저 요요현상의 정체부터 알아야 할 것입니다. 세트포인트가 무엇인지는 앞서 말씀드린 바가 있습니다. 바로 체중의 기준점입니다. 일시적으로 체중이 줄거나 늘어나도 결국 시간이 지나면 세트포인트로 귀환하게 됩니다.

　지난번에 했던 고무줄 이야기로 넘어가 보겠습니다. 자, 다이어트를 시작했는데 일단 무작정 고무줄을 당겼다고 해봅시다. 이렇게 팽팽한 상태를 유지하려면 계속 힘을 주고 있어야 합니다. 만약 힘에 부쳐서 고무줄을 놓는다면 어떻게 될까요? 고무줄은 튕겨져 나와 말뚝을 지나쳐 멀리까지 날아갑니다. 이것이 그 유명하고도 악명 높은 요요현상입니다. 당겨지던 힘에 의한 관성으로 체중이 오히려 더 늘어나게 됩니다.

　이른바 속성 다이어트의 폐해입니다. 무작정 굶는 저칼로리 다이어트 등이 대표적입니다. 굶으니까 당연히 살은 쭉쭉 빠집니다. 하지만 곧 한계에 부딪힙니다. 우리 몸이 비상사태에 돌입하면서 최대한 많은 칼로리를 흡수하고 최소한의 칼로리만 사용하려 합니다. 몸의 여러 가지 기능 중 당장 필요하지 않은 것에는 에너지를 쓰지 않으려 하기 때문에 피로가 몰려오고 일의 능률도 떨어집니다. 호르몬의 변화가 생겨서 그렐린은 밥 달라고 배고픔을 호소하고, 코르티솔은 짜증과 불안의 상태로 나를 몰아넣습니다. 그야말로 일촉즉발의 상태입니다. 누가 조금 신경을 거스르기만 해도 히스테리 폭발 상태가 되지요.

그동안 참아왔던 식욕이 더 이상 참지 못할 지경이 되어 달콤한 케이크 한 입을 베어 무는 순간, 우리 몸은 그동안 참아왔던 욕구를 폭발시킵니다. 폭식이 시작됩니다. 그 폭식은 우리 몸의 세트포인트를 지나 충분히 에너지원을 저장할 수 있을 때까지 멈추지 않습니다. 과다 분비된 인슐린은 반복적으로 저혈당을 일으켜 계속 음식을 먹게 하고, 세로토닌은 음식을 먹을 때마다 황홀함을 느끼게 합니다. 정신을 차려보면 어느새 이미 다이어트를 시작하기 전보다 더 살이 쪄 있는 자신을 발견할 것입니다.

왜 이런 참사가 벌어지는 것일까요? 그렐린과 코르티솔, 세로토닌의 협업에 당한 것입니다. 그런데 사실, 이 호르몬들은 잘못이 없습니다. 몸의 항상성을 유지하기 위해 열심히 일한 죄밖에 없으니까요. 잘못한 것은 바로 우리입니다. 우리가 왜 배가 고픈지, 굶을 때 우리 몸에는 어떠한 변화가 일어나는지는 전혀 관심 없이, 그저 체중계의 숫자에만 매달렸기 때문입니다.

대부분의 다이어트 프로그램들이 실패하는 원인이 여기에 있습니다. 제대로 된 의학적 지식 없이 마구잡이로 세워진 다이어트 센터들이 수없이 난립해 있습니다. 이들이 중점적으로 추구하는 것은 얼마나 빠른 시간 내에 고무줄을 말뚝으로부터 멀리 잡아당기느냐입니다. 그 고무줄을 어떻게 팽팽한 상태로 유지할 것인가에 대해서는 생각하지 않습니다. 일단 체중만 줄이면 고객은 만족하기 때문입니다. 그러다가 요요가 오면 고객을 혼냅니다. 시키는 대로 하지 않았으니까 다시 살이 찌는 거라고 하면서요(사실 지키기 어려운 주문을 하는 것인데도 불구하고 말입니다). 그리고 다시 다이어트 프로그램을 시작합니다. 요요가 옵니다. 무한반복입니다.

중요한 것은 얼마나 빠르게 체중이 감량되느냐가 아니라, 얼마나 우리 몸을 잘 달래며 세트포인트를 옮기도록 유도하느냐입니다. 사실 체중 감량 자체는 크게 어렵지 않습니다. 빠진 체중을 유지하는 것이 훨씬 더 어렵습니다. 어떻게 살을 뺄 것인가에 집중하기보다는 어떻게 날씬해진 체중을 유지할 것인가에 관심을 기울여야 합니다.

물론 이러한 세트포인트의 변화는 쉽지 않습니다. 하지만 다이어트에 성공할 수 있는 가장 확실한 방법입니다. 몸으로 하여금 들어오는 칼로리와 나가는 칼로리가 변화하였음을 인지하게 하고, 몸 안의 호르몬 변화를 일으켜 스스로 세트포인트를 옮기도록 하는 것입니다. 요요를 극복하려면 이 방법이 최선입니다.

그리고 세트포인트의 재정립에는 운동과 근육량 증가에 의한 기초대사량의 변화와 렙틴 저항성 등의 고장 난 신체 호르몬 시스템을 수리하는 것이 필수적입니다. 거듭 말씀드리지만, 살이 찌는 이유는 정신력이 약해서가 아닙니다. 우리 몸의 시스템이 고장 났기 때문입니다.

고장 난 렙틴 시스템이
당신을 살찌게 만든다

렙틴은 식욕억제 호르몬입니다. 혈당이 높아지고 배가 부르면 렙틴이 작용해서 "배부르니까 그만 먹어!"라고 소리를 지릅니다. 지방세포에서 분비되기 때문에 체중이 늘어 지방세포가 늘어나면 더 많이 분비되어 식욕을 감퇴시키는 역할을 합니다.

렙틴의 존재를 처음 알았을 때만 해도 비만 치료에 획기적 발전을 가져올 것이라 믿었습니다. 렙틴은 포만 호르몬이니까 렙틴을 계속 투여하면 지속적으로 배가 부른 느낌이 들어 식사량이 줄어들 거라 믿었던 것이지요. 하지만 렙틴을 이용한 실험은 대부분 실패했습니다. 왜냐고요? 바로 렙틴 저항성 때문입니다.

정상적인 식이를 하는 경우 배가 부르면 렙틴이 증가하고, 포만감을 느끼게 되면 음식을 그만 먹게 됩니다. 그리고 배가 고프면 렙틴의 작용이 줄어들고 그렐린이 분비되어 식욕을 느끼게 되죠.

하지만 이러한 사이클이 깨지는 계기가 있으니, 그것은 바로 '탄수화물 중독'입니다. 설탕이나 밀가루가 많이 들어간 음식을 먹으면 급격히 혈당이 올라가게 됩니다. 급격히 올라간 혈당은 과다 분비된 인슐린에 의해 저혈당을 야기하고, 또 다른 탄수화물의 섭취를 유발합니다. 탄수화물이 계속 몸에 들어오니 점점 지방산이 쌓이게 되죠.

지방이 쌓이게 되면 렙틴의 분비량도 늘어납니다. 배가 부르다고 소리를 지르는 거죠. 우리 몸은 처음에는 이러한 렙틴의 부르짖음에 응답하지만, 점점 반응이 떨어지게 됩니다. 결국 배가 부르다는 렙틴의 말은 무시하고 또 음식을 먹게 되는 것이지요. 렙틴이 계속 늘어도 몸은 반응하지 않고, 오히려 렙틴이 조금이라도 줄어들 때 배가 고프다고 느껴서 음식을 더 먹는 악순환이 생깁니다.

렙틴 저항성은 탄수화물 섭취에만 문제를 일으키는 것이 아닙니다. 다른 호르몬의 기능도 떨어뜨려서 인슐린 저항성이나 코르티솔에 대한 저항성을 높이기도 합니다. 총체적 난국이자 사면초가의 상황입니다.

단순히 칼로리 계산만으로 살을 빼려 하면 근본적인 해결이 되지 않기 때문에 반드시 요요가 발생하게 됩니다. 우리 몸의 시스템을 바꾸지 않으면 다이어트는 성공할 수 없는데, 시스템 복구를 위해서는 뒤틀려져 있는 호르몬의 균형과 해독 능력 등을 제자리로 돌려놔야 합니다.

저칼로리 다이어트나 원푸드 다이어트처럼 우리 몸을 해치면서 하는 다이어트는 그 유효기간이 길지 않습니다. 그런데도 다들 무작정 그런 유행성 다이어트를 따라 하는 것이 안타깝습니다. 밑 빠진 독에

물만 갖다 부으면 뭘 합니까. 독부터 고쳐야지요. 많은 분들이 깨진 독을 고치는 것이 근본적인 해결책임을 알면서도 오랜 시간을 들여 식습관 개선을 하자니 막막해서 물만 갖다 붓고 계시는 겁니다. 무엇이 문제인지 곰곰이 생각해볼 시점입니다.

하루에 한 끼만 먹는데
왜 살이 찔까

다이어트를 결심한 사람이라면 누구나 한 번쯤은 시도하는 다이어트 방법이 있습니다. 매우 간단하면서도 효과 만점입니다. 하지만 반드시 요요현상을 겪게 되어 있습니다. 무엇일까요? 네, 바로 저칼로리 다이어트입니다. 다른 말로는 '무작정 굶기'라고도 하지요.

살이 찌는 것은 매우 간단하게 생각할 수 있습니다. 우리가 몸을 사용하는 데 필요한 칼로리가 있습니다. 우리가 섭취하는 칼로리보다 사용하는 칼로리가 적다면 잉여 칼로리가 남게 되고, 이것을 처리하면서 저장해서 남겨두는 것이 지방입니다.

섭취 칼로리 − 소모 칼로리 = 잉여 칼로리(지방)

이렇게 간단한 공식이 성립되므로 섭취 칼로리를 줄이면 지방이 줄어들게 되는 것입니다. 간단하지요? 그런데 이 저칼로리 다이어트는 왜 매번 실패할 수밖에 없을까요?

몸은 매우 똑똑합니다. 우리가 생각하는 것보다 훨씬 똑똑합니다. 이 똑똑한 '몸'은 저칼로리 다이어트로 인해 필요한 영양분들이 부족하면 비상 체제로 넘어갑니다. 근육과 지방을 자체적으로 분해해서 필요한 에너지원들을 만들어내고 기초대사량을 확 줄여버립니다. 나른하고 기운 없지만 그래도 생활은 가능합니다. 이러한 악조건이 지속되면 근육과 지방량은 줄어들게 됩니다.

히지만 다이어트가 끝나고 평상시의 식사량이 들어오는 순간, '몸'은 재빠르게 반응합니다. 영양분이 들어오는 족족 지방으로 만들어 유사시에 대비합니다. 또한 배고픔을 느끼는 호르몬을 방출시켜 마구 음식을 먹게 만듭니다. 결국 우리는 다이어트를 포기하고 과식하게 됩니다. 빠졌던 지방은 복구되고, 오히려 살이 더 찌게 됩니다. 비상시를 대비하려는 '몸'이 지방을 충분히 축적시키기 때문이지요.

'기초대사량'이란 것이 있습니다. 우리가 아무것도 하지 않아도 저절로 사용되는 에너지입니다. 그저 숨을 쉬고 몸의 장기들이 기능을 유지하는 데에 꼭 필요한 칼로리이며, 일반적으로 남성은 체중 1kg당 1시간에 1kcal를 소모하고, 여성은 0.9kcal를 소모하는 것으로 알려져 있습니다.

남자 = 체중 × 24시간 × 1kcal/(kg · 시간)

여자 = 체중 × 24시간 × 0.9kcal/(kg · 시간)

개인차가 크지만, 남자의 경우 1700칼로리, 여자는 1100칼로리 정도 생각하면 됩니다. 기초대사량 이하의 칼로리를 섭취하게 되면 우리 몸은 비상사태에 빠지게 됩니다. 따라서 살을 빼고 싶다 해서 기초대사량 이하로 음식을 섭취하는 것은 매우 좋지 않은 방법입니다. 조금의 빈틈만 보여도 우리의 몸은 우리를 속여 과식을 유도하고 지방을 축적하게 만들 것입니다.

살을 빼고 싶으신가요? 그렇다면 일단 먹어야 합니다. 굶기만 해서는 다이어트에 성공할 수 없습니다.

칼로리의 함정

다이어트를 할 때 가장 신경 쓰는 부분이 무엇인가요? 아마 칼로리가 아닐까 싶습니다. 밥 한 공기는 300칼로리, 라면은 500칼로리, 케이크 1조각 400칼로리 등…. 다이어트 좀 했다 하는 사람들은 칼로리를 줄줄 꿰고 있고, 어떤 음식을 먹든지 칼로리를 따지며 고민하는 모습을 볼 수 있습니다. 하지만 이런 분들 중 다이어트에 성공하지 못한 분도 많습니다. 왜 그럴까요? 분명히 칼로리를 다 계산하면서 먹었는데 왜 살이 빠지지 않을까요?

우리 몸은 매우 복잡한 시스템으로 구성되어 있습니다. 단순히 칼로리가 들어오고 나가는 것으로 체중을 줄일 수는 없습니다. 게다가 같은 칼로리라고 해도 우리 몸에 똑같이 작용하는 것은 아닙니다. 우리 몸은 계산기가 아닙니다. 들어가고 나오는 칼로리로만 계산할 수 없는 것이 우리 몸입니다. 칼로리의 함정에 빠져 몸만 망치고 다이어트는 실패하는 실수를 저지르지 않으시길 바랍니다.

아놀드 슈워제네거의 『보디빌딩 백과』에 이런 말이 나옵니다.

당신은 당신이 먹는 것과 같다. 쓰레기를 넣으면 쓰레기가 나오게 될 것이다.

혹시 액상과당과 갖가지 인공감미료, 첨가물들이 함유된 '쓰레기 음식'을 먹으면서 S라인을 원하시는 것은 아닌지 곰곰이 생각해볼 필요가 있습니다. 건강한 몸을 얻으려면 건강한 음식을 섭취해야 합니다. 중요한 것은 '무엇을 먹는가'입니다. '칼로리가 얼마인가'는 순위 밖입니다.

일단 혈당지수(GI, glycemic index)의 개념부터 설명해드리겠습니다. 같은 칼로리의 음식을 먹으면 똑같이 혈당이 올라갈까요? 아닙니다. 소화와 흡수의 차이 등에 의해 음식마다 혈당을 올리는 속도가 전부 다릅니다. 어떤 음식은 혈당을 매우 빠른 속도로 올리고, 어떤 음식은 매우 천천히 올립니다. (GI란 포도당 100g 섭취 후 2시간 동안의 혈당 곡선 면적을 100으로 보았을 때와 같은 양의 다른 음식이 혈당을 올린 곡선 면적을 비교한 것으로, GI가 낮을수록 혈당이 천천히 올라간다고 생각하시면 됩니다.)

혈당이 빠르게 올라가면 인슐린의 급격한 분비가 일어나게 되고, 이는 빠른 혈당 감소를 초래합니다. 세로토닌이 분비되면서 매우 흡족한 상태가 되지요. 하지만 식사 후 얼마 안 돼 저혈당에 의한 공복감이 느껴지게 되고, 또 뭔가를 먹어야만 하는 상황이 발생하게 됩니다.

GI가 낮은 음식을 먹게 되면 혈당이 천천히 올라가 인슐린의 분비도 천천히 이루어지고, 혈당이 떨어지는 시간도 늦춰집니다. 당연히 공복감도 적게 느껴지겠지요. 이러한 원리를 이용하는 것이 GI 다이어트입니다.

GI 지수가 낮은 음식은 야채나 견과류, 생선, 통곡물, 현미 등입니다. 보리(24), 현미(56), 아몬드(25), 오이(23), 표고버섯(28), 고등어(40), 고구마(55) 등을 먹는 것이 정백미(84), 백설탕(109), 감자(90), 옥수수(75) 등을 먹는 것보다 훨씬 다이어트에 도움이 된다는 뜻입니다. 물론 맹점은 있습니다. 칼로리가 반영되지 않았으며, 조리 방법에 따라 GI가 변할 수 있다는 것입니다. 그러나 GI 다이어트는 상당히 효과적입니다. 요즘 다이어트 프로그램이나 식단마다 현미밥이 들어가 있는 것 보셨죠? GI 지수 때문입니다. 현미밥을 먹으면 혈당이 천천히 올라가기 때문에 인슐린이 과다 분비되지 않습니다. 공복감도 심하지 않기 때문에 적게 먹고도 잘 견딜 수 있지요.

혹시 배가 고플 때 아몬드 몇 알을 먹으면 공복감이 사라진다는 말을 들으신 적이 있나요? 아몬드는 GI가 낮고, 특성상 일부 칼로리는 흡수가 잘 되지 않기 때문에 다이어트에 매우 유용합니다. 배가 고플 때 다섯 알 정도 드시면 공복감을 이겨내는 데 도움이 됩니다. 물론 자주 먹어서는 안 되겠지만요.

다이어트에서 칼로리는 후순위입니다. 다시 말씀드리지만, 얼마나 먹느냐가 중요한 것이 아니라 무엇을 먹느냐가 중요한 것입니다. 이것을 놓치지 마시기 바랍니다.

심플 피트니스

배고픔과
식욕을 구분하라

앞서 포만 호르몬과 식욕 호르몬에 대해서 간단하게 말씀드렸습니다. 그렇다면 여기에서 또 한 가지 의문이 생깁니다. 배가 고프다는 것은 뭐고, 배가 부르다는 건 뭘까요?

우리가 음식을 먹는 것은 꼭 배가 고파서 먹는 것은 아닙니다. 음식을 먹고 싶어서 먹는 경우도 있지요. 이 두 가지는 다릅니다. 배고픔(hunger)과 식욕(appetite)의 차이입니다.

배고픔이라는 것은 신체적으로 음식이 필요한 상태를 말합니다. 혈당이 떨어지거나 위의 내용물이 비워지면 발생합니다. 하지만 식욕은 그와는 다소 다른 문제입니다.

지인이 놀러 와서 돈가스를 맛있게 먹었습니다. 배가 정말 고팠는데 먹고 나니 살 것 같습니다. 이제 카페에 갑니다. 프라푸치노 두 잔과 케이크를 시켜 먹습니다.

여기에서 프라푸치노와 케이크를 먹은 이유가 배가 고파서일까요? 아닙니다. 그냥 먹고 싶었기 때문입니다. 배고픔은 돈가스로 이미 해결이 되었던 거지요. 단지 식욕(appetite)을 따른 것뿐입니다. 비만이 되는 이유는 유전자의 취약성도 있지만, 대부분 이러한 식욕에 넘어간 결과입니다. 배고픔만 해결하면 될 텐데 맛있는 것을 먹고 싶은 욕구를 참지 못하다 보니 과식을 하거나 쓸데없는 칼로리를 섭취하게 되는 것이지요.

배부름도 마찬가지입니다. 배부름(fullness)과 포만감(satiety)은 다릅니다. 배부름은 말 그대로 위가 빵빵하게 찬 것을 말합니다. 배고픔은 해결되었을지 몰라도 식욕의 해결과는 무관합니다. 물을 마셔서 배가 빵빵해져도 먹고 싶은 욕구는 여전한 것과 마찬가지겠죠. 배고픔과 식욕 모두 해결된 상태를 포만감(satiety)이라고 합니다. 살을 빼려면 포만감과 식욕을 잘 조절해야 합니다. 적당한 포만감을 유지해 배고픔에 대한 스트레스를 피하고, 식욕을 어느 정도 절제하여 불필요한 음식의 섭취를 막아야 합니다.

어떤 음식을 먹느냐에 따라 포만감은 매우 차이가 납니다. 칼로리는 매우 높지만 포만감에는 별로 도움이 되지 않는 음식이 있는가 하면, 칼로리는 낮은데 먹고 나면 든든한 음식도 있습니다.

액상과당, 즉 음료수에 섞여 있는 과당의 경우 포만감에 큰 영향을 미치지 못합니다. 우리 몸이 음식으로 인지하지 못하는 것이지요. 닭가슴살 한 덩이와 음료수 한 캔의 칼로리가 비슷하다는 건 알고 계시나요? 하지만 음료수 한 캔을 마셨을 때 느끼는 포만감은 닭가슴살과는 사뭇 다르지요. 액상과당은 포만감을 자극하지 못하기 때문에 결국 또 다른 칼로리를 섭취하도록 만듭니다.

어떤 음식이 포만감을 유지하는지 잘 파악한다면 고통 없이 살을 빼는 데 큰 도움이 될 것입니다. 포만감에 관여하는 요소들은 매우 많습니다. 음식 자체의 요인으로서는 단백질·탄수화물·지방 비율, 식이섬유 함량, 수분 함량, 알코올 함량 등이 있습니다. 음식 외적 요인으로는 맛, 단순성, 제공되는 크기, 수면, 운동량 등이 있습니다. 이에 관해서는 뒤에서 자세히 다루도록 하겠습니다.

배가 고픈 것이 아니라
탄수화물 중독일 뿐

우리는 살기 위해 먹는 것일까요, 먹기 위해 사는 것일까요?

요즈음 우리 식생활을 보면 절대 살기 위해 먹는다고 말할 수는 없을 것 같습니다. 충분히 남을 정도의 칼로리를 섭취하고 있으며, 음식의 '양'보다는 얼마나 맛있는가 하는 '풍미'에 집착하곤 합니다. 전국 맛집을 소개하는 프로그램이나 동영상이 인기입니다. 심지어 아주 먼 거리를 단지 '먹기 위해' 식도락 여행을 떠나는 우리의 모습을 보면, 누가 봐도 '먹기 위해 산다'라는 표현이 맞을 것 같습니다. 실제로 맘 편히 먹기 위해 운동하는 분들도 많습니다. 잘 먹고, 잘 운동하고, 잘 자고, 얼마나 좋은가요.

실제로 우리가 무언가를 먹을 때, 정말로 배가 고파서 먹는 경우보다 습관적으로, 또는 맛있어서 먹는 경우가 흔합니다. 흔히 탄수화물 중독이라는 말을 많이 합니다. 이런 행동은 왜 일어나는 것일까요?

탄수화물은 단당류, 이당류, 다당류 등으로 구분됩니다. 흔히 3백 (白)이라 불리는 흰쌀, 흰 밀가루, 흰 설탕 등으로 만든 음식은 몸에 안 좋은 것으로 알려져 있습니다. 왜 그럴까요?

이러한 탄수화물은 GI 지수가 높아서 섭취하면 혈당이 급격히 올라 가게 됩니다. 그러면 혈액 내를 돌아다니는 포도당을 처리하기 위해 인슐린이라는 호르몬이 급하게 분비됩니다. 전에 말씀드린 대로 이러 면 세로토닌이 활성화되어 기분이 좋아지게 됩니다.

하지만 너무 급하게 올라간 인슐린 수치 때문에 혈당은 곧 급격히 떨어지게 되고, 우리 몸은 저혈당으로 인한 무기력감과 함께 세로토닌 저하로 우울한 기분에 빠지게 됩니다. 몸은 이러한 상태를 벗어나기 위해 혈당을 높이도록 주문하고, 우리 손은 다시 케이크로 가게 되는 것입니다.

즉, 케이크를 먹는다 → 혈당이 올라간다 → 인슐린과 세로토닌이 분비된다 → 기분이 좋아진다 → 혈당이 떨어진다 → 세로토닌의 활성 이 줄어든다 → 배고픔과 우울함을 느낀다 → 다시 케이크를 먹는다 → 혈당이 올라간다. 이 과정이 무한 반복됩니다. 평생에 걸쳐.

단것을 먹으면 일시적으로는 기분이 좋아지지만, 결국은 계속해서 단것을 먹게 되어 잉여 칼로리가 몸에 쌓이게 됩니다. 어찌 보면 마약 과도 같다고 할 수 있겠네요. 다이어트에 성공하기 위해서는 이러한 악순환의 고리를 끊어야 합니다. 그러기 위해서는 우선 흰쌀, 흰 밀가 루, 흰 설탕부터 끊어야 합니다. 현대 사회에서 이런 음식을 아예 끊는 건 불가하니 회원들이 식사나 간식을 먹을 때 항상 밥, 고기, 야채가 어우러지게 드시기를 당부드립니다. 그래야만 탄수화물 중독에서 벗어나 건강한 몸을 만들 수 있습니다.

많이 먹어서 살찔까,
적게 움직여서 살찔까

'살 빼려면 차부터 없애라'라는 말이 있습니다. 차를 몰고 다니다 보면 가까운 거리도 차로 이동하게 되고, 최소한의 활동조차 줄어들기 때문에 살이 찐다는 이야기입니다. 물론 일리가 있는 말입니다. 하지만 현대인들이 살찌는 이유는 활동량 부족보다는 칼로리 과잉섭취 때문이라는 주장이 많습니다. 왜 그럴까요?

우리가 러닝머신 위에서 시속 7~8km 정도의 속도로 빠르게 한 시간을 걸었다고 생각해봅시다. 말이 한 시간 걷기지, 시속 7~8km 정도면 거의 뛰다시피 할 정도의 속보입니다. 이런 경우 체중에 따라 다소 차이가 있지만 1시간에 약 400칼로리 정도의 열량을 소비할 수 있습니다.

상당히 많은 열량을 소비했다고 생각하시겠죠? 하지만 한 시간을 속보로 걷는다는 것은 쉽지 않은 일입니다. 뛰지 않고 천천히 걷는다면 1시간 운동해 봤자 200칼로리 정도밖에 안 되죠. 이 정도는 프라푸치노 한 잔이면 금세 복구할 수 있는 칼로리입니다.

현대인의 비만은 활동량 부족도 매우 큰 원인이지만 결정적인 문제는 하루에 섭취하는 칼로리가 너무 많다는 것입니다. 이러한 칼로리를 모두 소비할 수 있는 사람이 아니라면 비만이 되는 것은 당연합니다.

회식을 한다고 생각해봅시다. 소비되는 칼로리를 대충 계산해보겠습니다. 일단 1차는 삼겹살을 먹습니다. 맘 놓고 먹었더니 2인분(1300kcal)을 먹었네요. 입가심으로 물냉면 하나 먹으니 이 또한 500kcal입니다. 회식인데 술도 마셔야죠? 소주 1병(500kcal)만 마십시다. 뭐 반찬으로 나온 것들 이것저것 있지만, 대충 500kcal만 먹었다고 하지요.

2차를 갑니다. 맥주는 두 병(300kcal)만 마실까요? 안주는 가볍게 마른오징어와 과일 정도(300kcal)? 술을 마시니 기분이 알딸딸한 게 좋습니다. 이대로 헤어지기는 아쉽네요. 집에 가는 길에 후라이드 치킨이라도 한 마리 앞에 놓고 맥주 한잔 더 합시다! 맥주 한 병에 후라이드 치킨 다섯 조각(1500kcal)만 먹어보도록 하지요.

자, 회식이 끝났습니다. 아침과 점심은 500kcal씩 먹었다 치고, 중간에 커피랑 케이크로 800kcal를 더 섭취했다고 해두죠. 오늘 하루 먹은 칼로리는 얼마일까요?

네, 놀라지 마십시오. 6900kcal입니다. 이렇게 먹어놓고서 러닝머신 한 시간 뛰어서 400kcal 빼면, 뭐가 크게 달라질까요?

먹고 싶은 대로 먹은 다음 운동을 해서 빼겠다는 생각은 괜찮은데 그게 현실적으론 어렵습니다. 물론 운동은 중요합니다. 기초대사량을 높이고 잉여 칼로리를 소비하는 데 매우 도움이 됩니다. 하지만 운동으로 소비할 수 있는 칼로리에는 한계가 있습니다. 일단 살을 빼겠다고 마음을 먹었다면, 과잉 칼로리를 없애는 것이 먼저입니다.

스트레스가 당신을
살찌게 한다

스트레스 때문에 살이 쪘다는 사람들의 이야기를 많이 들어보셨을 것입니다. 실연당한 후 엄청나게 살이 찐 사람도 많습니다. 도대체 왜 스트레스를 받으면 살이 찌는 걸까요?

탄수화물 중독 이야기를 떠올려 보겠습니다. 탄수화물을 마구 먹어대게 된 이유 중 상당 부분은 바로 스트레스 때문입니다.

스트레스를 받는다 → 코르티솔이 분비된다 → 스트레스를 풀기 위해 케이크를 먹는다 → 혈당이 올라간다 → 인슐린과 세로토닌이 분비된다 → 세로토닌에 의해 기분이 좋아진다 → 인슐린에 의해 혈당이 떨어진다 → 세로토닌의 활성이 줄어든다 → 코르티솔과 그렐린이 분비되어 배고픔과 우울함을 느낀다 → 다시 케이크를 먹는다 → 혈당이 올라간다

이 악순환의 첫 방아쇠를 스트레스가 당긴 것입니다. 스트레스를 해

결하지 않으면 다이어트도 실패할 가능성이 높습니다. 자신이 무엇 때문에 스트레스를 받고 있는지 생각해보세요. 그리고 그 스트레스를 일단 해결하십시오. 실연 때문이라면 깨끗하게 잊어버리십시오. 살이 빠지고 나면 더 멋진 인연을 만날 수 있을 테니까요. 살이 찐 것 때문에 스트레스를 받아 살이 더 찌는 경우도 있습니다. 마음을 굳게 먹고 날씬해진 자신을 상상해보세요.

일단 내 삶에서 스트레스를 최소화하는 것이 중요합니다. 예를 들어 일하면서 스트레스를 받았을 경우 적당한 스트레스 해소법이 필요합니다.

여러분은 어떻게 해결하시는지요? 단연코 1순위는 술, 담배, 맛있는 음식일 것 같습니다. 술과 맛있는 음식을 먹으며 지친 몸과 마음의 허기를 채우고, 담배 한 대에 삶의 애환을 담아 연달아 줄담배를 피우며(연기로 도너츠도 만들고) 그렇게 상념에 젖은 채 하루를 정리하기도 하겠지요. '일시 해결'이지만, 많은 사람들에게 '최소 시간 + 최소 비용'으로 자신을 달랠 수 있는 확실한 방법일 것입니다. 이런 일상이 되풀이되는 경우가 많습니다. 아마 이런 이유로 사회생활에 진입하는 20대 중반부터 살찌는 경우가 흔하고 건강을 잃고 외모도 망가지는 사람들이 많으리라 생각합니다.

위 방법 외에 내게 더 유익하고 건강한 스트레스 해소법이 있다면 그것을 적극적으로 해보시길 권합니다. 없으면 지금 만들어보셔도 좋습니다. 안 하던 행동을 하려니 처음엔 어렵겠지요. 하지만 스트레스를 없애는 순간, 다이어트는 절반 정도 성공한 것이나 마찬가지입니다. 가볍게 생각하지 마시고 꼭 관리해주셔야 합니다. 스트레스가 비만의 방아쇠입니다.

잠만 잘 자도
살이 빠진다?

저는 첫 상담 때 회원에 관해 꼼꼼히 기록합니다. 현재의 식습관, 하고 있는 운동, 수면 습관, 하루의 스케줄을 파악합니다. 그 결과에 따라 종종 운동보다 휴식을 권하기도 합니다. 때론 다이어트를 열심히 하는 회원이라도 PT 후 필수로 하던 유산소 운동을 중지시키고, 바로 귀가시킵니다. 대신 수면 시간을 더 늘리라고 부탁합니다. 그럴 때마다 회원은 고개를 갸웃합니다. 운동하지 말고 쉬라고요? 잠을 자라고요? 반신반의하다가도 제가 짜 드리는 식단과 운동 계획을 따르면 적당한 근력운동을 하고 잠만 자는데도 체지방이 줄어드는 것을 보며 매우 신기해하십니다. 잠만 자는데 왜 살이 빠지는 걸까요?

우리 몸에는 생체 리듬이라는 것이 있습니다. 원시인을 떠올려봅시다. 아침 해가 뜨면 자연스럽게 일어나고, 낮 동안 사냥과 채집을 하고 식사를 합니다. 해가 지면 굴속에 들어가 잠을 잡니다. 이것이 사람의 자연스러운 일과입니다. 야행성 동물이라는 말을 들어보셨지요? 박쥐나 부엉이 같은 야행성 동물은 낮에 자고 밤에 행동합니다. 이것은 개개인의 차이가 아니라 종(species)의 차이입니다. 사람은 주행성이라 낮에 활동합니다.

그런데 불을 사용하고 전구를 발명하고 난 이후 우리의 삶에는 낮과 밤의 경계가 모호해졌습니다. 밤에도 일하고 놀고 먹고 마실 수 있게 되었지요. 하지만 이는 우리 몸에 자연스러운 행동이 아닙니다. 당연히 호르몬의 교란이 생기고, 대사에도 영향이 미치게 됩니다.

수면을 충분히 취하지 못하면 스트레스가 쌓이게 됩니다. 만성 스트레스는 식욕을 불러일으켜 탄수화물을 섭취하게 만듭니다. 신체의 밸런스도 무너지게 됩니다. 반대로, 스트레스가 쌓였을 때 잠을 자면 스트레스가 해소됩니다. 아무리 운동을 열심히 하고 음식을 조절해도 수면 부족에 의한 스트레스가 지속되면 한 방에 무너지기 쉽습니다. 충분한 휴식을 취해야 합니다.

또한 잠을 자면 음식 섭취를 줄일 수 있습니다. 무슨 이야기냐고요? 잠을 자면서 먹을 수 있는 사람은 없거든요. 따라서 잠을 많이 자면 불필요한 잉여 칼로리를 섭취하지 않게 되므로 살이 덜 찌게 됩니다.

실제로 해가 뜬 후 식사를 시작해서 해가 진 이후에는 음식 섭취를 중단하면 체중이 잘 늘지 않는다고 합니다. 비만율이 증가하고 있는 미국의 경우 지난 40년간 아침을 먹는 인구는 줄고 늦은 저녁을 먹는 인구가 증가했으며, 이는 복부비만의 위험을 높인다는 연구 결과가 있습니다.

덧붙여, 우리 몸의 성장호르몬은 수면 중에 분비됩니다. 근육량을 늘리기 위해 아무리 열심히 운동을 한다고 해도 적절한 휴식을 취하지 않으면 근육은 만들어지지 않습니다. 흔히 근육은 운동할 때 만들어진다고 생각하기 쉽지만, 근육이 가장 많이 만들어지는 것은 수면 중입니다. 밤 10시부터 새벽 2시까지가 성장호르몬이 가장 많이 분비되는 시간이지요. 이 시간에 휴식을 취하지 않고 계속 운동만 하면 손상된 근육을 재생할 시간이 없기 때문에 오히려 근육량이 줄어들 수도 있습니다. 낮에 열심히 운동하셨다면 근육이 재생될 시간을 주세요. 충분히 주무시는 동안 열심히 근육이 만들어질 것입니다.

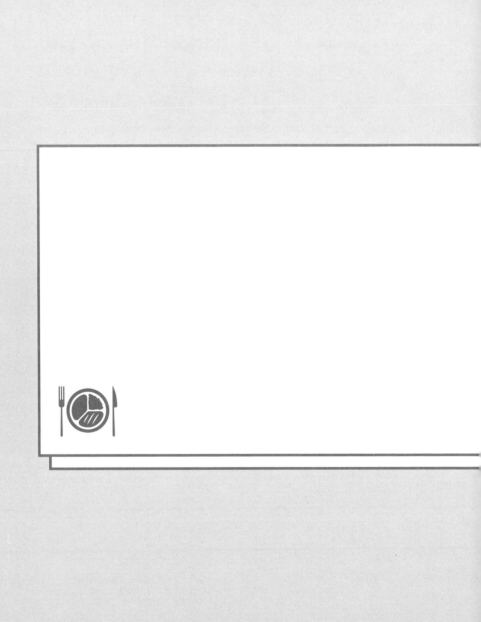

5

굶는 다이어트는 잊어라

내 몸을 바꾸는 치팅 다이어트

쓰레기를 넣으면
쓰레기가 나온다

비만이지만 건강에는 별 이상이 없다고 생각하시나요? 그러나 안심하고 있는 사이에 몸은 계속 망가지기 쉽습니다. 호르몬 체계가 붕괴되어 렙틴 저항성과 인슐린 저항성이 악화되고, 당뇨 지방간 고혈압 등등의 질환이 슬금슬금 몸 안에서 자리를 잡습니다. 겉으로는 보이지 않지만 삐걱대며 고장이 나고 있는 것이죠.

그런 고장 난 몸에 정제된 탄수화물, 인공감미료, 트랜스 지방, 첨가물들이 함유된 '정크푸드'를 집어넣으면 어떻게 될까요? 결과는 뻔하겠지요?

건강한 몸에 유익한 음식을 넣어도 모자랄 판에, 고장 난 몸에 쓰레기 음식을 넣으니 몸이 견뎌낼 리가 없습니다. 간은 쓰레기들을 처리하느라 다른 물질들을 제대로 해독하지 못하고, 호르몬 시스템은 점점 붕괴되어 갑니다. 스스로 하루하루 몸을 망치고 있는 것입니다. 어떻게 보면 하루하루 조금씩 자신의 숨통을 조이고 있다고도 볼 수 있겠네요.

그렇다면 어떻게 해야 이런 뒤엉킨 상황을 해결할 수 있을까요? 몸의 시스템부터 정화시켜야 할 텐데, 그러려면 먹는 것부터 건강한 음식으로 바꿔야 합니다.

다이어트를 해도 살이 확 빠지지 않으니 답답하다고요? 그냥 굶어서 빼는 게 속 편하겠다고요? 아닙니다. 비록 좀 더딜지라도 일단 우리 몸의 시스템이 정상을 찾게 되면 살이 빠지는 것은 시간문제입니다.

그렇다면 어떤 음식을 먹어야 할까요? 결론부터 말씀드리자면, 자연에 가까운 음식이 제일 좋습니다. 저는 백미를 먹지만 건강 차원에선 현미가 낫고, 과당이 함유된 탄산음료보다는 우유가 좋습니다. 또한 GI가 낮은 음식이 좋습니다. 농약이나 환경호르몬, 중금속 등이 함유된 음식이야 말할 것도 없지요. 인공감미료나 트랜스 지방 등이 포함된 음식도 피하는 것이 좋습니다.

이렇게 다 필터링해서 먹게 되면 의외로 맛있는 음식이 없습니다. 달고 짜고 매운 음식이 아닌, 심심하고 담백한 음식들이 남게 될 것입니다. 이런 것들이 대체로 건강한 음식에 해당되는데요, 이렇게 먹는 것에 익숙해지면 달고 짜고 매운 맛에 길들여져 있던 내 미각이 정화되면서 음식 본연의 맛을 알 수 있게 됩니다. 무엇보다 건강과 다이어트도 자연스레 따라오게 됩니다. 해볼 만하지 않으세요?

식단관리의 3대 요소
양 · 질 · 타이밍

다이어트 이야기를 하면 많은 분들이 저칼로리 다이어트만 생각합니다. 체지방을 빼려는 사람, 근육을 키워 체중을 늘리려는 사람, 당수치에 민감한 당뇨 환자까지 저칼로리 식단만 생각합니다. 결론부터 말하면, 아닙니다.

여러분께 다이어트란 무엇인가요? 제가 생각하는 다이어트는 체중이 아닌 '체지방'을 빼는 것입니다. 이처럼 자신만의 기준이 있어야 합니다. 기준이 없으면 무엇 하나 꾸준히 할 수가 없고 매번 실패로 이어집니다. 식단관리 시작과 동시에 이런저런 주변인의 말에 혹하고, 인터넷에 떠도는 이야기들에 혹하게 되는 이유는 바로 기준이 없기 때문입니다. 식단관리를 어떻게 해야 하는지 함께 알아보겠습니다.

식단관리 시 꼭 알아야 할 3가지는 식사의 '양, 질, 타이밍'입니다. 이는 피라미드 구조입니다. '양'을 따지는 게 우선입니다. '양'이 충족되면 식사의 '질'을 따집니다. 식사의 '질'이 양질이라면 '타이밍'으로 넘어갑니다. 이렇게 3가지 요소가 맞으면 그 유명한 고구마와 닭가슴살 식단이 아니어도 성공할 수 있습니다. 반면 고구마와 닭가슴살을 100일 동안 먹더라도 이 3가지 요소에서 구멍이 생긴다면 식단관리는 실패합니다.

식단관리 시 꼭 알아야 할 첫 번째 – 양

가장 먼저 신경 써야 할 것은 '식사의 양'입니다. 여러분의 목표가 무엇이든 식사 때 내 몸이 필요로 하는 양만큼만 몸에 공급해주는 것이 첫 번째 핵심입니다. 극단적인 변화는 멀리해야 합니다. 미세하게 변화를 주면서 서서히 몸을 적응시켜가야 합니다. 대개 체지방을 빼려는 사람은 양을 극단적으로 줄이고, 근육을 붙이려는 사람은 양을 극단적으로 늘리게 됩니다. 그래서 대부분 실패합니다.

몸이 스트레스를 안 받아 건강한 상태는 '항상성'이 유지되는 상태입니다. 극단적인 변화는 뇌에서 비상 상태로 인식되어 오히려 신체 변화를 거부하게 만듭니다. 그러므로 미세하게 변화시켜야 합니다. 너무 적게 먹을 경우 근육 위주로 체중이 확 줄게 되고, 필요 이상으로 먹을 경우 체지방이 확 늘게 됩니다. 적절한 수준의 섭취가 이뤄진다면 내가 원하는 의도에 맞게 몸은 미세하게 변화하기 시작합니다.

얼마만큼의 양이 적절한지는 사람에 따라 모두 다릅니다. 그래서 표준 기준이 없습니다. 내가 기준입니다. 그래서 오히려 더 쉽습니다. 스스로 변화와 돌봄을 통해 몸의 반응을 살펴본다면 누구나 알게 됩니다.

제 경우 절대 배고픈 상태에서 식사를 끝내지 않습니다. 허기가 남아 있으면 금세 또 음식을 찾게 되기 때문입니다. 하지만 너무 배부른 상태는 피합니다. 배가 너무 부르게 먹으면 다음 식사를 건너뛰게 하는 원인이 되기도 하지만, 무엇보다 위를 늘리게 되어 장기적으로 식사량이 늘어나는 원인이 됩니다. 저는 식사를 통해 허기가 채워졌다거나 배가 적당히 부르다 싶으면 젓가락을 놓습니다. 저는 이렇게 식사량을 조절합니다. 회원들에게도 기준점을 잡아줄 때 이 얘기를 빼놓지 않습니다. 적게 먹어도 문제지만, 불필요하게 많이 먹어도 문제가 되니 무엇보다 양을 잘 조절해야 합니다. 오로지 여러분 자신이 기준입니다.

식단관리 시 꼭 알아야 할 두 번째 - 질

앞에서 양, 질, 타이밍은 피라미드 형태라고 얘기했습니다. '양'이 채워져야 식사의 '질'을 따질 수 있습니다. '양'이 채워지지 않은 상태에서 식사의 '질'을 따진다는 것은 있을 수 없는 일입니다. 필요한 양을 채웠다면 아래 질문을 던져봅시다.

Q1 - 좋은 음식으로 채웠는가? vs 정크푸드로 채웠는가?
Q2 - 5대 영양소를 골고루 채웠는가? vs 탄수화물과 지방 위주로 채웠
    는가?

이러한 질문이 바로 식사의 질과 직결되는 질문입니다. Q1은 상식선에서 자문하여 자답하면 됩니다. Q2는 큰 틀에서 이렇게 생각하면 좋습니다. 밥·고기·채소가 함께 어우러진 식사를 했다면 5대 영양소가 골고루 들어간 것이고, 빵이나 분식 위주로 먹거나 군것질로 때웠다면 탄수화물이나 지방 위주로 섭취한 것입니다. 이렇게 각 영양소가 골고루 섭취되었는지, 너무 편중되지는 않았는지 식사의 질을 따져보아야 합니다. 되도록 좋은 음식 위주로 5대 영양소가 골고루 채워지게 먹어야 합니다.

식단관리 시 꼭 알아야 할 세 번째 – 타이밍

양과 질을 충족시켰다면 이제 마지막으로 남은 것은 식사의 타이밍입니다. 저는 제 회원께 양과 질을 따진 식단을 제시합니다. 구체적으로 말하자면 우선 개개인에 맞게 '양'을 정합니다. 그리고 음식의 '질'을 고려하여 식단을 구성합니다. 마지막으로 몇 시에 먹으라는 '타이밍'도 함께 알려줍니다. 이게 바로 식사의 양·질·타이밍입니다.

사람 몸은 제각기 많이 다릅니다. 대사율도 다 다릅니다. 쌍둥이조차도 다릅니다. 그래서 식단을 드린 이후 회원 몸의 반응을 봅니다. 조건이 같아야 피드백이 의미가 있으므로 일정 기간만큼은 어떤 일이 있어도 그대로 드시게 신신당부하는데, 보통 2주 정도 식단을 지속한 후 피드백을 받습니다. 그 피드백을 토대로 양, 질, 타이밍을 재조정합니다.

예를 들자면, 다이어트 중인 회원에겐 다소 포만감이 오래가는 음식들을 권하며 정해진 음식 외 군것질을 하지 않도록 합니다. 대신 정해진 간식을 먹게 합니다. 식사량을 조절하여 식사(간식 포함)를 적게는 세 끼, 많게는 다섯 끼 먹도록 합니다. 회원에게 식단이 최적화되면 하루 내내 과도한 포만감이나 공복감이 없습니다. 공복감이 없으니 군것질이나 야식 생각도 확 줄어듭니다. 거기다 영양소가 다 갖춰져 있으니 컨디션 저하는커녕 도리어 컨디션이 올라가면서 체지방 제거 위주의 다이어트가 가능해집니다. 저칼로리 다이어트 때 필연적으로 오는 만성 배고픔과 체력 저하와 예민함, 근육량 손실이 발생하지 않습니다.

반면 근육 증가를 희망하는 회원에겐 상대적으로 소화가 빠른 음식들을 권합니다. (오해하지 말아야 할 것은, 전부 그런 음식은 아닙니다. 소화가 느린 음식과 적절히 섞습니다.) 이런 형태로 식단을 구성하면 아무래도 소화가 빠르니 곧 공복감이 생기며, 이로 인해 식사 횟수가 늘게 됩니다. 1회당 먹는 음식이 줄면 몸에서 영양소를 처리하는 기능이 우수해집니다. 따라서 일정 단계까지 체지방 증가는 최소화하면서 근육 증가가 가능해집니다. 이 과정에서 근육 증가와 함께 전체 식사량이 늘어납니다.

식사의 양, 질, 타이밍, 누구나 할 수 있다

사실 이 정도는 상식으로 다들 알고 있지만, 이대로 하려면 '일'이 되기에 대부분 실천하지 못합니다. 또한 먹는 횟수('양'이 아닌 '빈도')가 늘어나면 살찔 것 같다는 불안감에 정답임을 알면서도 실천하지 못하지요. 식단을 제대로 못 지켰다면 그냥 있는 그대로 얘기해달라고 회원에게 부탁합니다. 잘못된 데이터를 넣으면 잘못된 분석이 나오니 피드백의 의미가 없습니다.

안 하던 걸 하는 것이니 처음엔 그냥 시도만 하면 됩니다. 정말로 실패해도, 실수해도 괜찮습니다. 피드백 받고 그에 맞춰 다시 하면 됩니다. 편안한 마음으로 접근하면 실패해도 죄책감이 들지 않습니다. 실패해도 다시 또 하다 보면 양, 질, 타이밍에 관해 스스로 피드백이 가능해집니다. 보통 사람인 저와 우리 회원들이 했듯, 실패해도 다시 도전한다면 여러분 역시 할 수 있습니다.

어릴 때부터 소아비만으로 고생하고, 그 결과 35세에 당뇨 진단을 받은 한 회원도 건강한 체중 감량에 성공, 현재까지 좋은 상태를 유지하고 있습니다. 소아비만과 당뇨를 앓는 성인도 노력으로 극복하셨으니, 더 좋은 조건을 가진 여러분이 하지 못할 이유는 없습니다.

실패해도 괜찮습니다. 편한 마음으로 꼭 도전해보고 몸의 피드백을 살펴봅시다. 실패는 과정의 일부일 뿐, 실패하면 다시 도전하면 됩니다. 2주만 해도 몸에 변화가 생깁니다. 변화를 위해 노력하는 여러분을 응원합니다.

꼭 알아야 할 영양소 1
탄수화물 · 단백질 · 지방

　마트에서 쇼핑하다 보면 사람들의 공통점이 보입니다. 먹거리를 사기 전에 포장지 뒷면의 영양성분표를 꼼꼼히 살펴보더군요. 요즘은 남녀노소 불문하고 단백질의 함량을 따지는데, 바람직한 모습입니다. 그만큼 영양에 관한 일반인의 상식 수준이 높아졌습니다.

　영양성분표에는 각 영양소의 함량과 '칼로리'가 표기되어 있습니다. 저는 칼로리보다 각 영양소의 함량을 보는 것이 훨씬 더 중요하다고 생각합니다. 설령 여러분이 건강보다 체지방 · 미용 · 외모 관리에만 관심이 있다고 하더라도 칼로리보다 영양소들의 함량을 따져야 합니다. 건강하지 않으면서 체지방과 미용을 관리한다는 것은 불가능하기 때문입니다. 체지방과 미용은 건강의 하위 카테고리입니다. 건강할 때 비로소 여러분이 원하는 멋진 외모가 나옵니다. 외모에 크게 관심이 없다 해도 마찬가지입니다. 건강 그 자체를 최소한 유지하거나 개선하고 싶다면 칼로리보다 영양소들의 함량을 봐야 합니다. 하지만 영양소에 관한 지식이 없다면 영양소 함량을 따져 봤자 쓸모가 없습니다. 칼로리의 함정에 빠져서는 안 됩니다. 그렇다면 영양소란 무엇일까요?

5대 영양소 : 탄수화물, 단백질, 지방, 비타민, 미네랄

탄수화물, 단백질, 지방, 비타민, 미네랄 이렇게 5가지를 5대 영양소라고 합니다.

이 가운데 탄수화물 · 단백질 · 지방을 기본 영양소라 하고, 비타민과 미네랄은 미량 영양소라 합니다. 기본 영양소는 우리 몸의 생존을 위해 필수적 · 집중적으로 사용되므로 충분한 양을 섭취할 필요가 있습니다. 미량 영양소는 말 그대로 미량(微量)만 있으면 우리 몸에서 충분히 자기 할 일을 할 수 있습니다.

탄수화물 : 사람으로 치면 호흡을 위한 산소, 생활을 위한 돈에 해당.
- 우리 몸의 주요 에너지원(1g당 4kcal)
- 단당류, 이당류, 올리고당, 다당류 등으로 이루어짐
- 쌀, 잡곡, 밀가루, 감자, 고구마, 국수, 빵, 과자, 떡 등으로 주로 섭취
- 식품에 포함된 단당류와 이당류의 총량을 총당류(total sugar)라 하며, 가공하거나 조리할 때 첨가되는 당과 시럽을 첨가당(added sugar)이라 부름

단백질 : 운동하는 사람, 다이어트하는 사람, 모두 다 챙겨 먹는 그 영양소

- 우리 몸의 주요 에너지원(1g당 4kcal)
- 근육은 물론, 피부 · 머리카락 · 손발톱 등 우리 몸을 이루는 성분
- 체내 호르몬, 면역물질의 원료
- 육류, 생선, 달걀, 우유, 유제품 등으로 주로 섭취
- 소화 · 흡수 · 배설 과정에서 독성 물질인 암모니아가 발생하며 다량 섭취하면 신장에 무리가 올 수 있음

지방 : 사람들의 오해와 편견 속에 그저 미움받는 에너지원

- 고에너지원(1g당 9kcal)
- 잉여 에너지를 중성지방 형태로 저장해두고, 장시간 활동으로 탄수화물이 고갈되면 사용. 지구력이 필요하거나 장시간의 활동을 하기 위해서는 가장 필요한 영양소
- 몸의 체온 유지, 외부 충격과 상처로부터 신체를 보호하며 면역기능에 영향을 미치고 호르몬 대사에 관여
- 비계, 기름, 견과류, 마가린 등으로 주로 섭취

탄수화물, 단백질, 지방(이하 '탄단지'로 호칭)이 하는 일에 관해 간략히 알아보았습니다. 각각 하는 일이 다릅니다. 각 영양소의 적당한 섭취가 이뤄져야 체내에서 신진대사가 활발히 이뤄지고, 그 시너지 효과로 우리가 염원하는 아름다운 외모와 건강을 얻게 됩니다. 이것은 칼로리

계산으로 얻는 것이 아니라 각 영양소의 올바른 섭취에서 나옵니다.

 탄단지. 이것을 식사 때마다 딱 3일만 생각해보시기 바랍니다. 내가 먹는 음식이 어떤 영양소인지, 또 그 영양소의 역할은 무엇인지 자문해봅니다. 처음엔 어렵게만 느껴질 겁니다. 당연합니다. 처음 하는 일이니 어렵습니다. 그러나 아침, 점심, 저녁 3번씩 3일만 해보면 각 음식의 영양소에 대한 최소한의 개념은 분명히 잡힐 것입니다. 조금 더 시간이 지나면 저절로 외워집니다. 평생 사용할 수 있는 나의 건강한 식습관을 위해 최소한의 필수 영양 정보를 이 기회에 익혀봅시다.

꼭 알아야 할 영양소 2
비타민과 미네랄

    비타민과 미네랄은 3대 영양소와 달리 조금만 있으면 됩니다. 그래서 미량 영양소입니다.

    비타민은 기본 3대 영양소의 대사를 촉진하는 역할을 합니다. 피부, 뼈, 혈관의 건강을 유지하고 효소의 작용을 촉진하여 신진대사를 원활하게 만듭니다. 미량이지만 이렇게 중요한 역할을 하는 것이 바로 비타민입니다. 조금만 더 알아볼까요? 비타민은 수용성 비타민과 지용성 비타민으로 나눕니다.

    수용성(水溶性) 비타민은 말 그대로 물에 녹는 비타민입니다. 가열하면 영양분을 잃을 수 있습니다. 비타민 B군 8가지 전부와 비타민 C가 수용성 비타민에 속합니다. 수용성 비타민은 효소의 작용을 촉진함으로써 3대 영양소의 스위치를 켜는 역할을 합니다. 과하게 섭취할 경우 보통 소변으로 배출됩니다.

　지용성(脂溶性) 비타민은 말 그대로 기름에 녹는 비타민입니다. 물과 기름이 섞이지 않듯 지용성 비타민은 기름에만 융화되는 비타민이며, 몸을 끊임없이 정상상태로 유지하는, 호르몬과 같은 작용을 합니다.

수용성 비타민 : 비타민 B, C

비타민 B군 : 결핍 시 피로, 의식 저하, 각기병, 눈의 피로감, 식욕부진, 악성 빈혈 발생. 육류, 생선, 유제품, 잎채소, 감자 등.
비타민 C : 피로, 식욕부진, 지혈 지연, 괴혈병, 우울증 등. 과일, 채소류.

지용성 비타민 : 비타민 A, D, E, K

비타민 A : 망막 색소의 구성 성분. 시력 유지에 관여. 목과 소화기관의 점막을 보호. 간, 육류, 계란, 생선, 유제품.
비타민 D : 뼈를 튼튼하게 유지. 자외선에 의해 피부에서 합성됨. 등 푸른 생선, 계란 노른자 등.
비타민 E : 세포와 세포막의 노화 방지. 대두, 견과류, 참깨, 계란 노른자.
비타민 K : 출혈 시 혈액 응고 작용을 도움. 항응고제인 와파린의 작용에 영향을 미칠 수 있음. 녹색 채소류, 과일 등.

심플 피트니스

이번에는 미네랄에 대해 알아보겠습니다. 미네랄은 체내의 다양한 화학반응에 참여하며, 비타민과 같이 몸의 컨디션을 올려주는 역할을 합니다. 미네랄은 신체조직의 구성 성분입니다. 예를 들어 골밀도와 밀접한 칼슘(Ca)은 뼈를 구성하고, 철(Fe)은 적혈구 헤모글로빈의 구성 성분이므로 칼슘이 부족하면 골다공증, 철분이 부족하면 빈혈이 발생하게 됩니다. 반대로 미네랄 과잉일 경우에는 비뇨기계 결석이나 나트륨 과다에 의한 혈압 상승, 부정맥, 팔다리 저림 등의 증상이 발생할 수 있습니다.

비타민과 미네랄은 적정량만 섭취해야 하며, 과하면 부작용이 생길 수 있으므로 주의해야 합니다. 효소 작용 촉진을 통해 3대 영양소의 기능을 촉진하므로 다이어트나 근력운동을 할 때 꼭 섭취해야 하는 영양소입니다. 운동을 하지 않는 사람이라도 신체 기능 유지에 비타민과 미네랄은 필수이며, 다이어트를 위해 식사량을 조절하는 경우 비타민과 미네랄이 결핍되지 않도록 꼭 확인해야 합니다.

우리에게 가장 필요한 영양에 관련된 정보는 칼로리가 아니라 '각 영양소의 역할, 내 식습관을 되돌아볼 수 있는 셀프 피드백, 피드백에 따른 식습관 개선', 이 3가지가 전부입니다. PT를 할 때는 저희가 이 3가지에 대해 잡아드리므로 회원들도 대체적으로 잘합니다. 분명히 회원 스스로 식단관리와 PT를 병행하여 좋은 결과를 만들어냈으나, PT가 끝나면 유지를 못 하는 경우도 많습니다. 계속 운동을 하는데도 유지가 안 되는 건 잊서 말한 3가지를 내 식단에 직용하지 못힐 때 빌생합니다. 어떤 점이 좋았는지 알지 못해서 좋은 식습관을 유지하지 못하고 예전의 식습관으로 되돌아간 것입니다. 그래서 저는 식단관리에 앞서 필수적으로 영양소에 대한 이해를 먼저 강조합니다.

앞서 말했듯 하루 3번씩, 3일만 생각하면서 먹어봅시다. 처음에만 어렵지, 4일째부터는 자동으로 계산됩니다. 이 과정을 거치면 내 식습관에서 무엇이 넘치고 무엇이 부족한지를 알게 됩니다. 아는 만큼 보이고, 아는 것이 힘이 됩니다. 영양소에 대한 기본적인 지식을 쌓으신다면 식단, 외모, 건강을 관리하는 데 매우 큰 도움이 될 것입니다.

아침을 먹어야
하는 이유

다이어트를 하는 분들 중에는 아침을 거르는 분이 많습니다. 귀찮아서 안 드시는 분도 있고, 한 끼라도 적게 먹어야 살이 빠지지 않겠느냐는 생각에 참는 분이 많습니다. 과연 맞는 생각일까요? 아닙니다. 2000년부터 2018년까지의 데이터를 분석한 연구 논문에 따르면, 아침을 먹지 않는 사람은 먹는 사람보다 비만일 확률이 43% 높았습니다. 즉, 아침을 먹어야 살이 빠진다는 이야기입니다. 왜 그럴까요? 조금이라도 덜 먹어야 하는 거 아닌가요?

기아 상태가 되면 우리의 몸은 들어오는 칼로리를 어떻게든 저장하려고 노력합니다. 최대한 많은 음식을 먹게 하고, 최대한 많은 지방을 저장하려 하지요. 아침을 먹지 않으면 공복 시간이 매우 길어지게 됩니다. 저녁을 오후 6시에 먹는 경우 18시간 정도 공복 상태가 되므로 몸은 음식에 매우 절박해집니다. 따라서 점심 식사 때 더 많은 양의 음식을 먹도록 호르몬을 분비합니다. 음식이 위에 들어오면 인슐린이 급격히 분비되어 당을 처리하여 지방으로 저장합니다. 언제 또 굶을지 모르기 때문에 미리 비축하는 것입니다. 인슐린 때문에 혈당이 급속히 떨어지면 허기가 발생합니다. 배가 고픈데 지방도 쌓이는 신기한 일이 벌어집니다.

이러한 악순환을 끊어주는 것이 아침 식사입니다. 아침에 통곡물 위주로 든든히 먹으면 포만감이 지속됩니다. 점심때 적당히 먹어도 몸이 허기를 느끼지 않게 됩니다. 또한 혈당이 유지되어 뇌에 포도당이 제공되니 일의 능률도 높아지게 됩니다.

같은 양의 음식을 먹더라도 한 끼에 몰아 먹는 사람과 다섯 끼로 나눠 먹는 사람은 호르몬의 변화가 크게 다릅니다. 음식을 적게, 자주 먹으면 인슐린이 과다하게 분비되지 않아 혈당이 급격히 떨어지지 않으므로 허기는 덜 느끼면서 지방 축적 또한 막을 수 있습니다. 하지만 한 끼에 몰아 먹으면 음식이 소화된 후 강한 허기가 몰려오게 되고, 음식을 먹을 때마다 우리 몸은 지방을 축적하느라 바빠집니다.

저는 회원들께 아침을 꼭 드시라고 합니다. 하루 세 끼는 기본이며 상황에 따라서 오전과 오후 간식까지 드시라고 합니다. 굶어도 모자랄 판에 간식을 포함해서 하루 다섯 끼를 먹으라고 하니 처음에는 이해가 안 돼 되묻곤 하시지만, 시간이 지나 체지방과 건강의 변화를 느끼신 다음에는 이 좋은 걸 이번에 처음 알게 됐다며 아주 좋아하십니다.

다이어트와 건강, 외모 관리를 하신다면 아침 식사를 꼭 하세요. 그

래야 몸이 다이어트하는 것을 눈치채지 못합니다. 눈치채고 비밀이 새
나가면? 결과는 아시리라 생각합니다. 든든한 아침 식사는 우리 몸을
달래는 방법의 기본이자 핵심입니다.

GI 다이어트란
무엇인가

그렇다면 우리는 어떤 음식을 선택해야 할까요? 앞서 말씀드렸던 GI가 하나의 답이 될 수 있습니다. 같은 칼로리, 같은 양의 음식을 먹어도 GI가 낮은 음식을 먹으면 살이 잘 찌지 않는다는 사실에 착안한 것이지요. 예를 들어볼까요?

일단 첫 번째로 흰쌀밥을 현미잡곡밥으로 바꿉니다. 흰쌀밥의 GI는 84입니다. 현미는 어떨까요? 현미의 GI는 56입니다. 일단 밥만 바꿔도 절반의 성공입니다. 우리 식사에서 밥이 차지하는 비중이 매우 크니까요. 이제 반찬을 준비해볼까요? 호박(65)이나 당근(80), 감자(90) 등은 GI가 높습니다. 송이버섯(29)이나 콩나물(22)로 바꾸는 것이 좋겠네요. 베이컨(49)이나 어묵(51)보다는 생선(40)을 먹는 것이 좋습니다. 가공되지 않은 음식이라 더 좋지요.

과일을 좋아하신다면 파인애플(65)이나 포도(50), 수박(60)보다는 배(32), 딸기(29), 귤(33) 같은 것을 선택하시는 편이 좋겠네요. GI 지수를 설명하고자 과일도 거론했으나, 과당의 경우 즉시 에너지로 사용되지 못하면 체지방으로 저장되는 비율이 압도적으로 높으므로 절제가 필요하다는 사실을 잊지 마셔야 합니다.

간식으로는 캔디(108)나 초콜릿(91), 도넛(86), 케이크(82)보다는 아몬드(30), 호두(18), 우유(25) 같은 것들이 좋겠습니다.

그럼 GI 다이어트에 근거한 식단은 어떤 것이 있을까요? 현미잡곡밥에 야채, 생선구이 한 토막, 짜지 않은 콩나물국이나 된장찌개 등이 좋겠네요. 다른 식단도 한번 응용해보세요. 메뉴는 만들기 나름입니다.

다만, 여기에서 주의하셔야 할 것이 있습니다. GI가 낮은 음식은 무조건 마음 놓고 먹어도 되는 걸까요? 제가 말씀드린 내용 중에 '이건 뭔가 좀 아닌데?' 싶은 부분은 없었나요?

당근은 그리 살이 찔 것 같지 않은 야채인데 GI가 80이나 되네요. 수박(60)도 마찬가지예요. 수박이 배(32)보다 훨씬 위험한 음식인가요? 호두는 GI가 18밖에 안되니 맘대로 먹어도 괜찮을까요? 당근이랑 케이크랑 GI가 비슷하니 당근 먹는 만큼 케이크를 먹어도 괜찮은 것 아닌가요?

여기에 함정이 있습니다. GI는 단지 혈당 수치가 올라가는 정도만을 말할 뿐, 칼로리는 무시된 지수입니다. 예를 들어 당근과 케이크의 GI는 비슷하지만, 100g당 칼로리가 당근은 34밖에 안 되고, 초콜릿 케이크는 437입니다. 비교가 되질 않죠. 아무리 GI가 비슷하다 하더라도

10배가 넘는 칼로리의 벽은 넘을 수 없습니다. 호두는 GI가 18이니 안심이 되시나요? 호두 100g은 674칼로리입니다. 호두 100g의 칼로리가 공깃밥 두 그릇의 칼로리와 같네요.

따라서 GI 다이어트를 할 때는 GI 자체도 중요하지만, 식품당 고유 칼로리가 얼마나 높은지도 충분히 따져보아야 합니다. 그래서 GL(Glycemic Load)이라는 개념으로 접근하기도 합니다. GL은 GI와 당질의 함유량을 모두 고려한 것으로, 당근이나 멜론 등은 GI가 높으나 GL은 상대적으로 매우 낮은 것으로 알려져 있습니다.

이제 GI의 개념을 알게 되셨으니 식사 때 참고하시면 좋겠습니다. 같은 양의 음식을 먹어도 우리 몸이 그것을 알아채지 못하게 속이는 것이죠. 그런데 GI를 모두 외우고 식단에 적용하는 게 좀 어렵게 느껴지실 것입니다. 좀 더 쉬운 방법은 없을까요?

단백질을 먹으면
체지방이 빠진다?

    요즘 젊은 세대들 사이에서는 단백질 선호 현상이 두드러집니다. 반면 그 이전 세대는 단백질이나 지방에 비해 탄수화물 섭취 비율이 높습니다. 고기가 귀한 시절이기도 했고, 쌀이 주식이다 보니 밥을 중심으로 다른 음식을 곁들이는 '반찬' 문화가 발달한 것입니다.

    혈당의 급격한 상승을 막기 위해서는 흰쌀밥을 먹을 때 단백질 비율을 높이는 것이 좋습니다. 특히 단백질은 근육 생성에 필수적이기 때문에 근육량 증대를 통한 기초대사량 상승을 위해서나, 좀 더 아름답고 멋진 몸을 만들기 위해서나 꼭 필요한 영양소입니다.

    그렇다면 어떻게 해야 단백질을 섭취할 수 있을까요? 육류, 달걀, 두부 등의 섭취를 늘리는 것이 좋습니다. 지방이 적고 가격이 저렴한 돼지고기 앞다리, 달걀흰자, 닭가슴살이 대표적입니다.

저는 찰기 넘치는 진밥이 좋아서 라면을 아예 안 먹고 살지만, 다이어트하는 분들은 라면을 그렇게 그리워합니다. 그런 분들은 한때 유행했던 '열라면 순두부'처럼 순두부를 넣어 드시는 것도 한 가지 방법입니다. 트레이너로서 저는 라면에 대파, 양파, 브로콜리 같은 야채류와 계란, 닭가슴살, 순두부 등을 적극 활용하는 것을 권장합니다. 탄수화물과 지방, 나트륨 위주인 라면에 고기와 야채가 들어감으로써 우선 영양의 균형이 맞춰집니다.

또한 야채로 인해 음식물도 중화되고, 나트륨 배출 효과도 있습니다. 정크푸드로 알려진 라면도 고기와 야채가 들어감으로써 적절한 식사로 재탄생한 것입니다. 내추럴 보디빌딩의 권위자 정봉길 선수 역시 시즌에 라면을 먹고도 전혀 문제가 없음을 몸소 증명했습니다.

이렇게 식사 중 단백질의 비율을 높이면 바로바로 사용되는 '탄수화물에 의한 당질'이 줄어들어 결국 지방 대사를 이끌게 되고, 체중 감량으로 이어집니다. 당질이 부족한 것처럼 느끼도록 몸을 속이는 것입니다. 저와 제 회원에겐 권하지 않지만 2010년 중반부터 유행했던 저탄고지 식이가 바로 이런 부분을 적극 활용한 것입니다. GI 지수를 일일이 외울 것도 없이, 단백질이 풍부한 음식만 찾으면 되니 간단하기도 하지요.

왜 닭가슴살인가

단백질의 대명사는 무엇보다 닭가슴살입니다. 다이어트를 시작하는 분들은 십중팔구 닭가슴살을 찾습니다. 왜 꼭 닭가슴살만 먹어야 하느냐고 물으시는 분들이 많은데, 여러 회원과 주고받은 이야기를 토대로 제가 생각하는 닭가슴살의 장점을 말씀드려보겠습니다.

장점 1. 바쁜 요즘, 전자레인지 한 번 돌리면 먹을 수 있다

고된 일과를 마치고 집에 돌아오면 손 하나 까딱하기 싫은 건 저만의 이야기는 아닐 것입니다. 식사 때마다 음식을 챙기는 것은 물론 건강을 위해서 하는 일이지만, 수고가 동반되지요. 이런 현실에서 닭가슴살은 대개 먹기 좋게 100g 단위로 포장돼 있고, 전자레인지 한 번만 돌리면 먹을 수 있습니다. 시간과 노력을 줄여주니 사랑받을 수밖에 없습니다.

장점 2. 다른 단백질 식품 대비 가격도 착하다

우리나라에서 주로 소비되는 육류는 소·돼지·닭입니다. 단가를 따지면 일반적으로 소〉돼지〉닭 순입니다. 소고기의 가격이야 말할 것도 없으나 돼지고기는 조금 첨언을 해볼까 합니다. 인기 있는 삼겹살이나 목살 같은 부위는 닭가슴살 가격과 꽤 차이가 납니다. 무엇보다 지방이 많으니 패스. 돼지고기의 안심 부위는 저렴하지만, 그래도 닭가슴살과 비교는 힘듭니다. 연어나 오리 같은 다른 대체 식품들은 오히려 돼지 안심보다도 비쌉니다. 요리조리 따져봐도 닭가슴살이 독보적으로 저렴합니다.

아무리 좋은 음식이라도 유지비가 많이 들면 부담이 됩니다. 닭가슴살이라면 별로 부담이 없습니다. 아마 술 한두 번 덜 먹으면 닭가슴살 한 달 치는 충분히 사고도 남을 것입니다.

장점 3. 지방이 가장 적어 다이어트 · 체중 관리에 최적

닭가슴살은 다른 단백질 식품보다 100g당 지방 함량이 가장 낮습니다. 지방이 적은 소고기 안심과 돼지고기 안심도 닭가슴살보다는 지방이 많습니다. 연어와 오리는 아예 비교도 할 수 없습니다. 물론 지방도 필수영양소라 충분히 먹어줘야 합니다. 견과류 등 다른 음식을 통한 지방 섭취가 충분하다면 이중삼중으로 과다 섭취할 필요는 없습니다. 지방은 아무리 좋아도 지방입니다. 체지방이 는다는 얘기입니다.

우리가 맛있다고 느끼는 음식은 대부분 탄수화물과 지방의 조합입니다. 아마 여러분도 모르는 사이 일상에서 탄수화물과 지방을 섭취하게 되므로 지방이 부족할 가능성은 낮습니다. 다이어트, 체중 관리, 운동 후 영양 섭취의 측면에서 닭가슴살은 보통 사람들의 일반적 목표에 가장 최적화된 음식이라고 할 수 있습니다.

위대한 그대,
위를 줄여라!

포만감은 여러 가지 요인에 의해 일어납니다. 대표적으로 뇌, 췌장, 위장관, 지방세포 등에서 나오는 호르몬이 큰 역할을 하게 되지요. 위장 내에 얼마나 많은 음식이 들어 있는지도 중요합니다.

일반적으로 비만인은 보통 사람들보다 많이 먹는 경향이 있습니다. 같은 양을 먹어서는 포만감을 느끼지 못합니다. 평소 많은 음식을 먹다 보니 위가 상당히 늘어나 있기 때문입니다.

현대인은 대개 칼로리 과잉 상태입니다. 옛날에는 먹을 것을 구하기 위해 여기저기 바쁘게 뛰어다녀야 했습니다. 하지만 그렇게 뛰어다녀도 먹을 것을 구하기란 쉽지 않았지요. 힘들게 사냥하거나 나무에 올라가 열매를 따야 했습니다.

하지만 지금은 핸드폰만 열면 먹을 것을 원하는 대로 구할 수 있습니다. 재택근무와 배달이 일상이 된 요즘, 잉여 칼로리는 넘치고 위장은 늘어날 대로 늘어나 있지요. 맛있는 것을 먹다 보면 식욕도 자제가 되지 않습니다.

다이어트를 하면서 첫 번째로 해야 할 것은, 늘어나 있는 위를 줄이는 것입니다. 위가 늘어나면 적당량을 먹어도 포만감을 느끼지 못해 자꾸 음식에 손이 가게 됩니다.

그렇다면 위의 크기는 어떻게 줄일 수 있을까요? 확실한 방법이 있긴 합니다. 바로 위절제술입니다. 위의 일부를 잘라내면 위 크기 자체도 줄어들뿐더러 위장관으로부터 나오는 배고픔 호르몬의 분비량도 줄일 수 있으니 일석이조입니다.

하지만 중증의 고도비만 환자에게 권할 만한 방법이고, 가능하다면 시술 없이 식습관을 바꿔 위의 크기를 조절하는 것이 좋습니다. 어떻게 하면 될까요? 간단합니다. 먹는 양을 줄이면, 늘어났던 위도 정상적인 크기로 돌아오게 되어 있습니다.

위의 크기를 줄이려면 적게 먹는 수밖에 없습니다. 위의 크기가 줄면 적게 먹어도 포만감이 생기기 때문에 덜 먹게 됩니다. 고통스럽게 굶지 않아도 자연스럽게 다이어트가 되는 경지에 이르게 되는 것입니다.

시각을 이용하는 다이어트

우리는 시각에 가장 영향을 받고, 또 시각에 취약합니다. 애초에 적게 먹는 것이 어렵다면 눈속임을 이용하는 것도 한 가지 방법입니다.

사람들은 흔히 음식을 먹을 때 주어진 양은 다 먹어야 한다는 강박관념이 있습니다. 밥그릇이 크든 작든 '한 그릇'이기 때문에 웬만하면 다 먹으려는 경향을 보입니다. 따라서 1인분 크기 자체를 줄이는 것도 다이어트에 도움이 됩니다. 접시 크기를 줄이거나 다이어트 밥그릇을 써보는 것도 좋습니다. 다이어트 밥그릇은 밥그릇 바닥이 좀 높게 만들어져 있어서 곁에서 보기에는 같은 크기의 그릇 같지만 다른 그릇보다 밥이 덜 담기게 됩니다.

위의 크기를 줄이는 것은 쉬운 일은 아니지만, 일단 성공하게 되면 섭취 칼로리를 줄이는 데 큰 도움이 됩니다. 어떻게 보면 다이어트의 첫걸음이라 볼 수 있습니다. 지금까지 몸은 위의 크기를 늘려 우리로 하여금 포만감을 느끼지 못하게 속여왔습니다. 이젠 우리가 위를 줄여 조금 먹었는데도 배가 부른 것처럼 몸을 속여야 합니다. 생각만 해도 미래의 결과가 기대되지 않나요? 이제 우리가 전략적으로 역공을 취할 시간입니다.

적게 먹고도
포만감 느끼는 비결

그렇다면 어떻게 해야 적게 먹을 수 있을까요? 적게 먹으면서도 배부른 느낌을 받을 수 있는 묘수는 없을까요? 있습니다. 포만감을 이해하면 방법을 찾을 수 있습니다.

포만감 – 음식 자체의 요인

음식의 칼로리는 크게 탄수화물, 단백질, 지방 성분으로 이루어진다고 설명해드린 바 있습니다. 그렇다면 같은 칼로리의 음식을 먹었을 때, 어떤 영양소를 함유하고 있는 음식이 더 포만감을 유발할 수 있을까요?

연구에 따르면 단백질, 탄수화물, 지방의 순서대로 포만감을 증대시

킨다고 합니다. 똑같은 300칼로리라도 그 성분에 따라 다르다는 것이지요. 닭가슴살 200g이 밥 한 공기보다 더 포만감을 느끼게 한다는 뜻이 되겠네요. 지방은 포만감을 높이는 데에는 효과가 작으니 피하는 것이 좋겠지요?

그렇다면 술은 어떨까요? 술은 아무리 마셔도 식욕이나 배고픔을 억제하지 못한다고 합니다. '술배 따로 있고 밥배 따로 있다'는 말이나 '밥 들어갈 자리는 없어도 디저트 들어갈 자리는 있다'는 말도 추후 과학으로 검증될지도 모르겠습니다.

식이섬유가 많은 음식이나 수분이 많은 음식은 어떨까요? 포만감은 음식의 칼로리보다는 양에 좌우되는 경향을 보인다고 합니다. 즉, 똑같은 300칼로리의 음식을 먹었다 해도 양이 많은 경우와 적은 경우는 포만감의 차이가 크다는 거죠. 밥 한 공기(210g)와 브라우니 3조각(60g)은 비슷한 칼로리(300칼로리)를 가지고 있지만, 부피는 3배 이상 차이가 납니다. 따라서 브라우니 세 조각을 먹었다 해도 한 끼 식사를 했다는 느낌은 들지 않는 것이죠.

칼로리는 적게 섭취하면서 포만감을 얻으려면 부피가 큰 음식을 먹어야 합니다. 식이섬유나 수분이 많이 포함되면 좋습니다. 야채가 다이어트에 좋다는 것은 바로 이러한 사실 때문입니다.

그런데 여기에서 조금 재미있는 사실이 있습니다. 우리가 '음식'이라고 인지하는 것과 '물'이라고 인지하는 것에 포만감의 차이가 있다는 것입니다.

우리가 먹는 음식 중 수분이 많이 첨가된 것들이 있습니다. 수프라

든가 죽 같은 것들이지요. 이런 음식들이 다이어트에 도움이 되는 것은 왜일까요? 양에 비해 칼로리가 비교적 낮기 때문입니다. 실제로 마트에서 파는 수프는 1인분이 대부분 50칼로리 전후로, 5인분을 끓여서 다 먹는다고 해도 밥 한 공기의 칼로리 정도밖에 안 됩니다.

그런데 우리의 몸은 음식에 포함되어 있는 수분은 음식으로 인지하지만, 식사를 하면서 마시는 물은 음식으로 인지하지 못하는 경향을 보인다고 합니다.

설렁탕을 예로 들어볼까요? 설렁탕 한 그릇에 밥 한 공기를 말아 땀을 뻘뻘 흘리며 맛있게 먹었습니다. 남은 국물까지 들이켜고 나면 한 끼 식사를 제대로 했다는 생각이 듭니다.

이번에는 삼겹살을 먹어볼까요? 밥 한 공기와 삼겹살 1/3인분을 먹습니다. 그리고 물을 두어 잔 들이켭니다. 이거 영 부족합니다. 먹은 것 같지도 않습니다.

공교롭게 이 두 가지 음식의 칼로리는 약 500칼로리 내외로 거의 비슷합니다. 하지만 포만감에 있어서는 차이가 나네요. 왜 그럴까요? 설렁탕은 수분, 즉 국물 때문에 양이 많지만, 삼겹살 1/3인분은 위에 기별도 가지 않을 양이기 때문이지요.

음식을 먹을 때 수분 함유량이 많은 음식을 선택하는 것이 다이어트에 도움이 되기도 합니다. 탄산음료나 커피는 어떨까요? 음료수 몇 잔을 마셨다고 해서 포만감을 느끼거나 한 끼 식사를 잘했다는 생각은 안 듭니다. 하지만 대부분의 음료수는 70~110칼로리 정도의 열량을 포함하고 있습니다. 음료수 세 캔만 먹어도 밥 한 공기입니다.

이것 역시 '음료수=물'이라고 인지하기 때문에 포만감 기여도가 낮아지는 것입니다. 음료수에 들어 있는 액상과당이 비만의 주범이 되기도 합니다. 살 뺀다며 밥은 먹지 않고 배고픔을 참으며 음료수나 시럽 넣은 커피를 홀짝홀짝 마셨던 분들께는 위로의 말을 전합니다. 이 시간 이후론 적당히 밥, 고기, 야채가 들어간 식사를 하시고, 애초에 탄산음료나 설탕 많이 들어간 커피는 피하세요. 그게 살 빼는 지름길입니다.

포만감 - 음식 외적 요인

우리는 속임수에 매우 약합니다. 또한 심리나 잘못된 믿음에 의해서도 몸이 반응하곤 합니다. 플라세보(placebo) 효과라 하여, 아무 효과가 없는 약이라도 '병을 낫게 하는 약이다' 하면서 주면 증상이 호전되는 경우까지 있으니 말입니다.

음식을 먹을 때에도 우리는 여러 가지 속임수에 당하고 있습니다. 하지만 우리는 그것을 역이용하여 우리 몸을 속일 수도 있습니다.

한 가지 음식을 계속 먹는 경우와 여러 가지 음식을 한 상 가득 차려 놓고 먹는 경우, 코스요리를 시켜서 하나하나 먹는 경우가 있습니다. 어떨 때 가장 많은 음식을 먹을까요?

코스요리 〉 여러 가지 음식 〉 한 가지 음식, 이런 순서라고 합니다. 코스요리의 경우 맛있는 음식이 나오면 배가 부름에도 불구하고 맛이라도 봐야겠다는 생각에서인지 꼭 손이 가게 됩니다. 여러 가지 음식이 있는 경우도 마찬가지입니다. 따라서 음식을 여러 가지 준비하지 않고 꼭 필요한 음식만 만들어 드시는 것이 좋습니다. 다만 자칫 식단이 단조로워져서 영양소 섭취가 부족해질 수 있으니 주의가 필요합니다.

또 '1인분'의 개념도 영향을 미칩니다. 크기나 칼로리가 좀 차이가 나도 '1인분'의 형태라면 우리는 한 끼 식사로 생각합니다. 햄버거를 예로 들면, 빅맥도 햄버거 하나고, 치즈 버거도 하나입니다. 하지만 빅맥이 치즈 버거보다는 더 크고 칼로리도 높습니다(빅맥 510, 치즈 버거 320). 하지만 어느 쪽이든 햄버거 하나를 먹었다고 인지하게 되는 것이지요. 따라서 1인분 중에서 칼로리가 낮고 단백질 함량이 높은 것을 고르는 것이 좋습니다. 다이어트 밥그릇이 유용할 수 있음은 앞서 이야기한 바 있으니 참고하시기 바랍니다.

나쁜 음식,
더 나쁜 음식

식단관리를 하게 되면 먹고 싶은 음식이 거짓말처럼 많아집니다. 100일 휴가 나온 군인도 아닌데 말이지요. 심지어 전혀 관심 없던 음식까지 먹고 싶어지는 이 현상을 어떻게 설명할까요? 무슨 음식이 그렇게 먹고 싶은지, 회원들은 정해드린 음식 외에 다른 음식을 먹어도 되는지 제게 끊임없이 물어보십니다. 짓궂게 장난친다 싶을 정도로.

"선생님 ○○ 먹어도 돼요?"

먹지 않는 편이 좋은 음식들만 콕콕 찍어 질문하는 경우가 많아 제 대답은 거의 "아니오"입니다. 하지만 피치 못할 사정으로 식단관리를 할 수 없거나 외식을 해야 할 때, 누군가 조언을 해주면 좋겠지요.

나쁜 음식과 더 나쁜 음식이 있다면 당연히 더 나쁜 음식을 피해야 합니다. 심지어 좋은 음식이라도 먹는 '양'이 과하면 건강과 체중 관리에는 당연히 좋지 않습니다. 좋은 음식도 과유불급입니다. 외식이 일상인 요즘, 지혜롭게 골라 먹고 적용할 수 있는 기준을 세우시기 바랍니다. 그래서 준비했습니다. 체중 관리에 어떤 음식이 더 좋고, 어떤 음식이 더 나쁠까요? 보통 사람들의 삶에 쉽게 다가갈 수 있는 주제들로, ○× 퀴즈 형태로 구성했습니다.

1) 소금 vs 설탕

짜디짠 소금도 안 좋지만, 인슐린 수치를 높이고 음식을 체지방으로 전환시키는 것은 GI 지수가 높은 설탕입니다. 소금 승! 앞서 인슐린에 대해 배웠으니 기억나시면 통과, 기억이 안 나면 내 건강을 위해 복습!

2) 체중조절 시리얼 vs 바나나

바쁜 아침에는 바나나를 드세요. 체중조절 시리얼로 알려진 상품들이 여러분을 현혹하겠지만, 홍보 문구 말고 제품 그 자체로 본다면 대부분 영양성분이 엉망인 설탕 위주 시리얼입니다. 시리얼들은 대부분 달착지근하죠? 설탕 덩어리예요. 많이 드실수록 체지방이 팍팍! 시리얼보다는 바나나를 드세요. 변비에도 도움이 돼요. 바나나 승!

3) 보쌈정식 vs 제육덮밥

사실 이거 둘 다 점심 메뉴로 괜찮습니다. 둘 다 탄단지는 물론 야채도 들어가니 나쁜 음식과는 다소 거리가 있어요. 굳이 더 나쁜 음식을 꼽자면 제육덮밥입니다. 영양 구성도 보쌈이 더 좋고(살코기 위주로 먹을 땐), 무엇보다 제육덮밥은 양념 때문에 패배! 그 양념 맛을 내려면 짜고 매운 조미료는 물론이거니와 설탕과 물엿도 분명 들어갈 것입니다. 보쌈정식 승!

4) 아메리카노 vs 프라푸치노

오전 동안 고생한 나를 위해, 오후 내내 시달릴 나를 위해 오늘도 바깥바람 쐬며 여유로운 카페인 충전의 시간을 즐기고 계신가요? 이 질문은 틀린 분 없으시겠죠? 당연히 설탕과 지방이 들어간 프라푸치노가 나쁜 음식입니다. 근데 너무 맛있다는 게 함정이죠. 저도 1년에 두세 번 먹는데, 맛있어요. 이건 무조건 아메리카노 승!

5) 피자 vs 떡볶이

아, 출출해. 오후 서너 시쯤 되니 배가 슬슬 고프네. 피자를 먹을까, 떡볶이를 먹을까? 둘 다 맛있는데…. 영양소 분석부터 해봅시다. 피자는 거의 탄수화물 위주고, 떡볶이 역시 거의 탄수화물입니다. 그런데 떡볶이는 소스가 피자보다 훨씬 자극적이고 양도 많습니다. 떡볶이 소스의 맛을 내기 위해 설탕이 대량으로 추가되니까 떡볶이가 더 나쁜 음식입니다. 피자 승! 다만 피자 먹으면서 콜라 무한 흡입 금지!

6) 삼겹살 vs 탕수육

영양소를 분석해보면, 삼겹살은 지방+단백질 조합, 탕수육은 지방+탄수화물 조합. 둘 중에는 지방과 단백질의 조합인 삼겹살이 낫습니다. 소주만 안 드신다면, 삼겹살 승!

7) 치킨마요 vs 밥버거

저도 좋아했고, 우리 학창 시절을 책임지던 먹거리들. 이거 어렵네요. 둘 다 탄수화물, 단백질, 지방이 들어가서 영양 구색은 갖췄고, 가격도 착해서 우열을 가리기 힘드네요. 그래도 문제를 냈으니 답은 드려야겠죠? 굳이 따지자면 치킨마요가 낫습니다. 탄단지는 비슷하지만 야채가 더 많아서 손을 들어줬습니다. 이왕이면 비타민과 미네랄이 조금이라도 많은 치킨마요 승!

8) 누텔라 잼 vs 딸기 잼 vs 초콜릿

동점! 우열을 가릴 수 없을 정도네요!

몇 개 맞추셨나요? 꽤 헷갈렸을 겁니다. 이렇게 일상에서 우리는 사소한 고민에 직면합니다. 나쁜 음식과 더 나쁜 음식이 있다면, 나쁜 음식을 선택해주세요.

백미와 현미,
알고 먹으면 둘 다 보약

"쌤! 저는 밥 반 공기나 3분의 1 공기밖에 안 먹어요. 밥도 많이 안 먹는데 자꾸 살이 쪄요."

이런 이야기도 많이 듣습니다. 같이 한번 분석해볼까요?

살찌는 데는 이유가 있습니다. 앞서 이야기했듯이 비만 유전자에 취약한 경우도 있지만, 살찌는 사람은 대개 밥은 적게 먹더라도 다른 음식을 많이 먹습니다. 밥 대신 디저트와 군것질로 식사를 대체하는 경우는 아주 흔하지요. 그러니 밥만 줄인다고 해서 결과가 달라지지 않습니다. 우리는 '양'이 채워지지 않으면 허기를 느끼게 됩니다. '밥'을 줄인 만큼 어떻게든 다른 음식이 더 들어가야 '양'이 채워집니다. 밥은 죄가 없습니다.

운동 · 체중 관리 · 다이어트 등 모든 형태의 건강관리에 '밥'은 필수입니다. 아무리 고단백 저탄수화물 식사를 한다 해도 평생 밥을 먹지 않고 살 수는 없는 일이지요. 보통 우리는 식사를 할 때 백미와 현미, 이 두 가지를 주로 먹습니다. '밥'은 그냥 먹어도 좋지만, 밥 본연의 기능을 살려 보약으로 만들려면 먹는 타이밍이 중요합니다.

백미밥을 먹기 좋은 타이밍

- 기상 직후 : 밤새 공복 시간이 길었으므로 우리 몸은 에너지 충전이 시급합니다.
- 운동 직후 : 근육과 신경계는 물론 몸 자체가 피로해집니다. 이때는 백미를 먹는 게 좋습니다. 백미는 현미보다 체내 소화와 흡수가 빠르며 양질의 탄수화물 공급원이자 소량이지만 단백질도 포함하고 있는 귀한 에너지원입니다. 체중 증가의 범인으로 여겨지지만, 고봉밥을 먹지 않는 이상 백미는 죄가 없습니다. 도리어 적시에 적당히 섭취하면 현미보다 더 좋은 효과를 볼 수 있습니다.

현미밥을 먹기 좋은 타이밍

- 기상 직후와 운동 직후를 제외한 모든 때 : 현미는 백미와 달리 소화 · 흡수가 느립니다. 우리가 흔히 먹는 백미는 쌀겨와 쌀눈을 깎아낸 것인데 현미는 쌀겨와 쌀눈을 그대로 가지고 있습니다. 쌀겨

와 쌀눈에 비타민과 미네랄 중심의 많은 영양소가 있습니다. 현미에는 변비 환자에게 유용한 식이섬유도 풍부합니다.

현미는 백미보다 소화에 시간이 더 걸리며, 포만감이 오래 지속됩니다. 체중 관리는 물론 혈당 관리가 중요한 당뇨 환자에게 특히 유용합니다. 빠른 에너지 섭취가 중요한 기상 직후나 운동 직후를 제외하고 어느 때에나 먹을 수 있지만, 잠자기 전 먹는 것은 권하지 않습니다. 무엇보다 현미는 소화가 잘 안 됩니다. 저는 건강을 위해 한동안 밥맛도 없는 현미를 먹었습니다. 일정 기간이 지나도 계속 속이 불편해서 더 이상 현미를 먹지 않습니다. 위와 장의 기능이 좋지 않다면 꼭 현미를 고집할 필요는 없습니다.

밥, 그것이 궁금하다

Q 체지방 줄이려면 꼭 현미를 먹어야 하나요?

A 아니요. 우리는 식사를 할 때 밥과 밑반찬을 함께 먹습니다. 밑반찬들은 GI 지수
가 낮으므로 백미를 먹어도 백미의 GI 지수를 상쇄시키는 효과가 있습니다. 밥은
기호에 맞게 드시되, 반찬 선정에 주의하면 됩니다.

Q 당뇨가 있다면 현미가 좋나요? 백미가 좋나요?

A 혈당 관리에 도움이 되는 현미가 좋습니다. 백미는 혈당을 크게 변동시킬 수 있
기에 비교적 혈당의 변화 폭이 작은 현미를 권합니다.

Q 소화 기능이 안 좋고 소화불량이 있는데 현미 먹어도 되나요?

A 안 먹어도 됩니다. 저는 그래서 안 먹습니다.

Q 변비엔 정말 현미가 좋나요?

A 식이섬유가 풍부하므로 배변 촉진에 도움이 됩니다. 다만 백미보다 좀 더 낫다
는 개념으로 받아들여야지, 변비의 만병통치약은 아닙니다. 프룬(건자두)을 하루
5~10알 정도 드셔도 도움이 되지만, 채소 섭취를 늘리는 게 으뜸입니다.

이제 밥이 얼마나 좋은 음식인지 아셨죠? 더 이상 무고한 밥을 살찌는 주범으로
취급하면 안 됩니다. 도리어 훌륭한 영양 공급원입니다. 밥은 적시적소에 활용하면
보약입니다.

몸짱, 스테로이드와
성장호르몬 사용하면 쉽다?

　한때 '3개월 몸짱'이 유행한 적이 있습니다. 하지만 대부분 불가능입니다. 3개월은 이미 오랜 기간 운동해온 사람이 몸짱이 되고자 더욱 집중적으로 체지방을 관리하고 근육의 결을 살리는 데 필요한 시간입니다. 물론 3개월 열심히 운동하고 다이어트하면 스스로는 물론 주위 사람들까지 여러분이 변하고 있다는 걸 느낄 수 있습니다. 하지만 운동 초보자가 단 3개월에 몸짱이 되는 건 불가능합니다(유전자가 예외적으로 좋은 경우 제외). 보통의 초보자는 운동 기간이 짧아 적립해둔 근육 자체가 없습니다. 화보 속의 연예인이나 보디빌더와 같은 기간, 같은 방법의 다이어트를 하더라도 몸짱이 되기 어렵습니다.

　보디 프로필이 많은 사람들의 버킷리스트에 들어가는 요즘, 매년 도전하는 회원들이 오십니다. 상황이 되면 스튜디오에 따라가서 도와드리는데, 제가 몇 달 동안 실제로 함께 호흡하며 지도해본 우리 회원의 몸과 보디 프로필로 받아보는 보정된 사진 사이의 거리가 꽤 큽니다. 조명과 포토샵이 실제보다 훨씬 좋아 보이게 만들어주는 것이지요. 이러한 '팩트'를 알고 시작했다면 흥미가 쉽사리 줄지 않을 텐데, 잘 모르고 뛰어드니 3개월 몸짱이 이뤄지지 않아 크게 실망하고 흥미를 잃어버리는 경우를 자주 봅니다. 2000년 이전부터 그랬으니 20년도 넘었습니다. 3개월 몸짱이란 이 허무맹랑한 키워드는 어느 순간 우리 삶에 엄습하여 대중의 '기본 상식'이 되어 있습니다. 그러니 사람들은 빨리 몸 좋아지는 방법만 찾고, 또 그게 가능하다는 사람을 찾습니다.

운동을 꾸준히 해오지 않은, 적립된 근육이 없는 초보자들이 빨리 몸을 만드는 방법이 없을까요? 있습니다. 의사의 처방 없이는 사용조차 불가능한 아나볼릭 스테로이드입니다. 전문 지식을 지닌 의사들도 부작용에 신경 쓰며 굉장히 조심스레 사용하는 약물입니다. 그런데 의학적 지식이 전혀 없는 일반인이 이 불법 약물을 본인 몸에 직접 주사하는 일이 참 많아졌습니다. 성장호르몬과 함께.

보디빌딩뿐만 아니라 운동선수 중에 경기력 향상을 위해 불법 약물을 쓰는 사람이 많다는 것은 공공연한 사실이었습니다. 2010년 이전만 해도 운동을 직업으로 하는 사람들만 일부 사용했습니다. 지금은 아닙니다. 운동을 취미로 하는 일반인도 많이 씁니다.

더 놀라운 것은 이제 막 웨이트트레이닝을 시작하는 초보자조차도 약물을 찾는다는 사실입니다. 어차피 그들이 원하는 건 단시간에 최대한 멋진 몸을 만드는 것입니다. 주변에 쓰는 사람이 많으니 아무 망설임 없이 씁니다. 그렇게 불법 약물을 이용하여 멋진 몸을 만들어 선망의 대상이 됩니다. 약물 사용은 철저히 숨기고 오로지 자신의 노력만으로 이루어낸 결과인 척하는 사람들이 많습니다. 약물을 이용한 사실은 꼭꼭 숨기고 자신의 운동 방법과 식단만 강조합니다. 사기입니다.

스포츠카와 일반 자동차를 비교할 수 없는 것처럼, 약물 사용자와 비사용자는 그 한계가 명확하기에 애초에 경쟁이 될 수 없습니다. 물론 일부일 뿐이지만, 그런 사실을 감추고 3개월 몸짱을 장담하는 트레이너는 소비자를 속이는 것입니다.

그나마 2018년 말부터 시작된, 아나볼릭 스테로이드 오용을 폭로한 속칭 '약투' 덕분에 스테로이드와 성장호르몬에 대해 경각심을 갖는 사람이 많아졌습니다. 스테로이드와 성장호르몬은 매우 심각하고 다양한 부작용을 가지고 있습니다. 여성형유방증(남성의 유선이 과잉 발육하여 여성의 유방처럼 되는 증상), 발기부전, 고환 수축, 고환암, 고혈압, 뇌졸중, 여드름, 공격성, 조증, 우울증뿐만 아니라 심지어 심장마비로 사망할 수도 있습니다. 근육에 욕심을 부리다가 비참한 결말을 맞을 수도 있는 것입니다.

우리는 건강을 위해 다이어트를 하고 운동을 합니다. 이 과정에서 운동과 좋은 습관이 누적되면 아름다운 몸이 부가적으로 따라오는 것입니다. 웨이트트레이닝의 첫 번째 목표는 근육을 키우는 것이지만, 그럼에도 불구하고 내 건강을 담보로 하는 불법 약물은 여러분도 원치 않을 것입니다. 건강한 몸을 위해 필요한 것은 시간 들여 운동하고, 좋은 음식을 먹고, 제시간에 잠을 충분히 자는 것입니다. 그것으로 충분합니다. 나이가 들수록 우리 몸의 변화는 더 더디어집니다. 숙성되기까지의 시간은 필수입니다. 운동뿐만 아니라 삶의 모든 부분에서 그렇습니다. 우리 삶에 노력 없이 편하게 이뤄지는 것은 하나밖에 없습니다. 나이 먹는 것입니다(웃품).

bonus

프로필 사진, 나도 한번 찍어볼까?

운동 초보자라도 보디 프로필 도전은 좋습니다. 멋진 사진 한 장 남길 수 있다면 내 삶에 득이 될 것입니다. 사진을 볼 때마다 자신이 자랑스럽겠지요. 사실 다이어트와 보디 프로필이 힘든 이유는 장기간 식욕을 억제해야 하기 때문입니다. 운동은 그때만 하면 되지만, 식욕은 일정 기간 내내 참아내야 합니다. 이 힘든 과정을 견뎌내면 고생을 기꺼이 이겨낸 자신에 대한 확신과 신념이 확고해집니다. 이 부분이 개인의 삶에 가장 큰 수확이라 생각합니다. 이 험난한 세상을 살아가는 과정에서 어려움이 닥쳐도 의연하게 대처하고 나아갈 수 있는 힘. 운동에서 나옵니다.

　　　　　　　　　　　　　　심플 피트니스

보충제는 필수다?

　예나 지금이나 보충제는 인기입니다. 그때는 운동하는 사람들 위주로 먹었다면 요즘은 운동 여부와 관계없이 먹는 게 다릅니다.

　보통 사람에게 보충제가 정말 꼭 필요할까요? 보충제는 말 그대로 보충제일 뿐, 식사를 대체할 수 없습니다. 일부 업체에서는 식사 대용으로 보충제를 지급하거나 판매하는데, 주로 단백질이므로 다이어트에 도움이 될 수는 있으나 평생 보충제만 먹고 살 수 없으니 한계가 있습니다. 그렇다면 보충제는 정말 누구에게 필요하고, 누구에게 불필요할까요?

보충제가 필요 없는 사람은?

- 운동을 하지 않는 사람
- 운동량이 부족하거나 현재는 운동량이 충분하더라도 총 운동 기간이 짧은 사람
- 결식, 폭식, 과식, 술자리가 잦고 생활이 불규칙적인 사람

이런 경우 보충제를 먹을 필요가 없습니다. 제가 트레이너로서 운동 외에 강조하는 부분이 영양입니다. 또 보충제와 영양 부분은 모든 회원의 관심사입니다.

"선생님, 저 보충제 먹어도 되나요? 어떤 거 추천하세요?"

"(위의 기준에 따라 꼼꼼히 체크한 후) 드시지 마세요."

"운동 후 30분에서 1시간 이내(속칭 '기회의 창')에 보충제 안 먹으면 근손실 일어난다던데, 아닌가요?"

"더 빨리 섭취하면 좋은 건 사실이나, 근손실은 쉽게 안 일어납니다. 더군다나 회원께선 다이어트 모드가 아니니 체내 에너지가 부족한 것도 아니지요. 또 마니아 수준으로 오랜 기간 운동하신 게 아니어서 고강도의 운동을 하실 수 없으니 보충제가 필요 없습니다. 다만 공복 상태에서 2~3시간 기진맥진할 정도로 운동을 했거나 격렬한 스포츠를 했을 때는 도움이 될 수 있습니다. 마라톤이나 철인 3종 같은 경우는 '먹은 만큼 간다'라는 말도 있고요. '고강도 장시간 운동'이니 경기 전 에너지 저장도 중요하지만, 에너지를 다 소진하는 종목이기에 운동 후

에 보충하는 것도 중요하겠네요. 운동 후 30분~1시간으로 널리 알려진 '기회의 창' 이론은 보충제 회사에서 나왔다는 게 정설입니다. 보충제 회사가 판매 촉진을 위해 이런 이론을 확대 재생산해서 보충제 섭취를 조장했고, 필터링 없이 오랜 시간 듣다 보니 우리가 자연스레 세뇌된 사례입니다."

"정말요? 진짜예요? 헐…."

"저도 멋모르던 시절엔 운동 후에 바로 안 먹으면 근육도 안 만들어질 것 같고, 있던 근육도 빠질 것 같아 몇 년 동안 꼭꼭 챙겨 먹었어요. 심리적인 만족감은 커도 실제 몸이 더 나아졌는지 체감하긴 어렵더라고요. 사실 요즘은 부문, 기능별로 보충제 산업이 엄청나게 성장했어요. 제가 경험한 지점까지 얘기하는 거라 지금의 트렌드엔 뒤처질 수 있다는 사실은 감안해주세요. 그렇지만 현업에서 오랜 시간 트레이너로 살아가며 느끼는 건, 제대로 운동하는 게 최우선입니다. 운동 이후 양질의 식사와 양질의 휴식을 취하고, 그 기간이 누적될 때 훨씬 더 많은 발전이 있었어요. 수업 때도 늘 그 점을 강조해서 말씀드리고요. 보충제가 도움은 되겠지만 운동에 비할 바가 못 되고, 보통 사람에겐 특히 기대에 비해 효과는 미미하다고 생각해요. 중요한 건 내가 보충제가 필요한 수준인지 냉정히 따지는 것이고, 그에 앞서 기본적인 운동, 식사, 영양부터 잘 챙기는지가 우선입니다. 반면 백지 한 장 차이로 승부가 결정되는 마니아, 아마추어 최상위나 프로 수준에선 보충제가 꼭 필요하다고 생각합니다. 경기력 극대화를 위해."

보충제가 필요한 경우는?

- 궁금해서 꼭 한 번은 먹어보고 싶은 사람(할까 말까 고민하느니 이 정도는 투자한다)
- 식사하기가 어려운 상황이거나 공복 시간이 긴 경우
- 식사로는 채우기 힘든 특정 영양소의 결핍이 있는 사람
- 운동, 영양, 휴식을 잘 챙기고 있고, 더 큰 성취를 원하는 사람

위의 경우엔 보충제를 먹어도 좋겠습니다. 심리적인 플라세보 효과를 위해 한번 먹어보는 것도 괜찮습니다. 또 부득이하게 식사를 할 수 없는 경우엔 보충제라도 섭취해줘야 건강을 해치지 않습니다. 다만 오남용은 주의해야 합니다.

다시 한번 강조하지만, 보충제 섭취에 앞서 '정기적으로 운동 열심히 하고, 식사 잘 챙기고, 잘 쉬는 것'은 근육과 체지방 관리뿐만 아니라 건강에 가장 중요한 기본입니다.

그래도 보충제를 안 먹으면 불안한 마음이 드시나요? 보충제 회사의 마케팅에 여러분이 이미 물들어 있기 때문일 가능성이 큽니다. 보충제의 오남용은 여러분의 통장 잔고뿐 아니라 소중한 신체까지 훼손할 수 있습니다. 신체 기관은 과도하게 사용할 경우 기능이 떨어지고, 그로 인해 '노화'만 촉진됩니다. 특히 간과 신장이 과로하게 되고, 소변에서 암모니아 냄새가 나거나 만성피로, 통풍 등의 부작용이 생길 수 있습니다.

보충제, 꼭 먹어야 할까?

운동이 삶의 1순위였던 대학생 시절, 저도 보충제를 장기간, 주기적으로 먹었습니다. 하루 2시간씩 2회 운동을 주 5~6일씩 최소 3년은 했습니다. 만성피로에 절어있었는데, 이 피로감을 보충제로 다 해결하려 했습니다. 쉬어야 하는데, 보충제 먹고 또 운동을 하니 얼마나 몸이 상했을까요. 그땐 몸 좋아지는 게 유일한 목표였으니 식사는 식사대로 하면서 보충제를 기상 직후부터 잠자기 전까지 규칙적으로 먹었습니다.

보충제 쇼핑과 늘어가는 빈 통을 보며 행복을 느끼기도 했으나, 보충제를 선택적으로 먹은 지 10년이 넘은 지금은 이예 안 먹는 날이 훨씬 많습니다. 저는 운동 강도와 운동 후 식사 가능 여부에 따라 보충제 섭취를 결정합니다. 수업 일정이 빡빡할 때나 격렬한 운동 뒤 바로 식사할 수 없는 상황일 때만 먹습니다. 반면 몸풀기나 가벼운 운동 후, 설령 강도 높은 운동을 했더라도 식사할 수 있는 여유가 되면 보충제는 안 먹습니다.

근육이 빠질 것 같아 처음엔 꺼림칙하겠지만, 저는 큰 차이가 없었습니다. 반면 일상에서 비타민은 꼭 챙겨 먹습니다. 구내염처럼 일상의 피로 누적으로 발생되는 증상과 만성피로의 개선에 도움이 되는 것을 확연히 느낍니다.

치팅데이,
우리 몸을 속이는 날

자, 지금까지 식이에 관한 여러 가지 이야기를 해드렸습니다. 그렇다면 이쯤에서 한숨이 나올 법도 합니다.

단것 먹지 마라, 맛있는 거 먹지 마라, 음료수 먹지 마라, 설탕커피 먹지 마라, 배부르게 먹지 마라 등등…. 온통 먹지 말라는 것뿐이니 이게 사는 게 사는 게 아니지요. 다이어트를 하는 동안 피자, 햄버거, 스파게티, 떡볶이 같은 것과는 이별해야 하는 걸까요?

그렇지 않습니다. 그렇게 산다면 삶의 낙이 전혀 없겠죠? 건강과 매력적인 외모를 위해 노력하는 것은 좋지만, 먹고 싶은 것 하나 못 먹고 사는 삶이란? 생각만 해도 우울합니다.

그래서 치팅데이(cheating day)를 정해놓는 것입니다. 2주에 한 끼는 먹고 싶은 것을 먹는 날입니다. 이날만큼은 칼로리니 지방이니 그런 거

생각 안 하셔도 좋습니다. 주로 토요일이나 일요일 중 하루를 잡아서 맘 편하게 드시기를 권합니다. 대신, 하루 종일이 아니라 한 끼입니다!

물론 이 한 끼를 통해 그동안 줄여왔던 지방들이 아주 조금 올라올지도 모르지요. 하지만 무작정 참는 것은 다이어트를 유지하는 데에 도움이 되지 않습니다. 2주에 한 번 정도 먹고 싶은 것을 먹어 긴장을 풀어주면 몸이 '비상사태'가 아님을 인지하게 되어 오히려 지방 분해가 잘 됩니다. 치팅데이를 통해 다이어트 모드가 아니라고 몸을 속이는 것입니다. 되로 주고 말로 받는다고나 할까요? 다만 남용을 피하기 위해 딱 2주에 한 끼 정도만 하는 것이 좋습니다.

요즘은 치팅데이에서 더 세분화된 '리피드데이(refeed day)'라는 것이 있습니다. 이것의 전제 조건은 평상시 섭취하는 탄단지 양을 정확하게 기록하면서 사용하는 것입니다. 식단을 열심히 하는데 몸무게가 정체되거나 운동 수행 능력이 너무 떨어질 때 활용합니다. 리피드데이 때는 음식에 제한을 두는데요, 단백질과 지방은 그대로 두고 탄수화물만 높여서 치팅을 하고 신진대사를 올립니다.

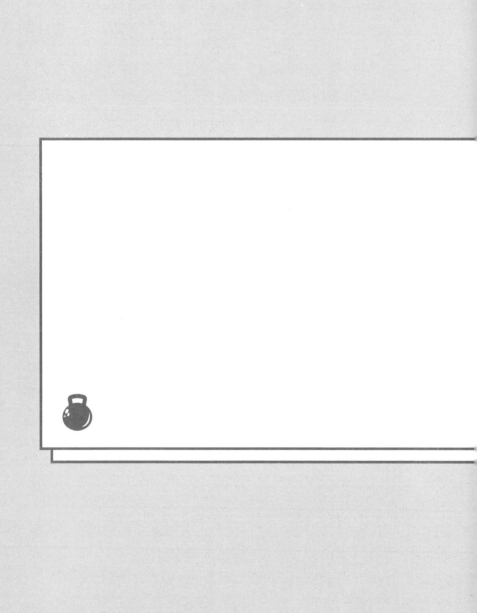

6

성공과 실패는 종이 한 장 차이

실전 PT 사례

모델 데뷔 앞둔 3주 다이어트
20대 여성

　　2020년 첫 주 토요일, 퇴근하려는 순간 한 여성이 다급하게 전화로 방문 상담을 신청했습니다. 10분이 지나지 않아 늘씬한 20대 여성이 도착했습니다.

　　그녀의 목표는 1월 31일 모델 오디션 준비, 1월 6일부터 25일간 10kg 감량을 원했습니다. 중간에 프로필 촬영도 17일로 잡혀 있었으니 프로필은 10일, 오디션까진 25일 남은 상황. 25일간 목표 달성은 불가능해서 현실적인 이야기를 들려드렸습니다

　　상담 당시 그녀의 신체 프로필: 171cm/59.7kg/체지방률 28.3%

　　그녀의 1/31일 희망 프로필: 171/50 내외/(희망 체지방률 없음)

　　제가 제시한 1/31일 희망 프로필: 171/55 내외/22~24%

함께 목표치를 수정하다

여자분들은 더 날씬하길 원하겠지만 171에 59kg, 체지방률 28%이면 딱 건강한 정상 체중이고, 이 정도가 날씬한 사람들의 현실 체중입니다. 체중은 몸의 비율, 건강, 외모를 나타내지 못합니다. 저는 체지방률이 이들 항목을 표현한다 생각하고, 제 판단의 기준으로 삼습니다.

우선 171에 50을 맞추기엔 두 가지 문제가 있었습니다. 첫째, 기간. 25일간 근손실 감수하고 운동과 식단을 해도 −10kg은 제 능력 밖입니다. 둘째, 본인의 특징을 고려하지 않은 목표 설정. 우리는 생존에 필수적인 뼈, 근육, 장기가 있기에 뺄 수 있는 한계치가 있습니다. 그녀는 키가 크고 팔다리도 길었습니다. 이 경우, 체중에서 뼈 무게가 더 나갑니다. 장기적으론 운동과 식단을 통해 50kg을 만들 수는 있겠지만, 피골이 상접하고 푸석푸석한 얼굴에 혈색도 좋지 않은 모습으로 무대에 서야 가능한 수치임을 말씀드렸습니다. 지도하는 대로 100% 따라줬을 때 가능한 수치라고 알려드리고, 동의하시면 PT를 해드리겠다고 했습니다.

갈 길 바빠 초조한 그녀, PT를 시작하다

이틀 뒤 PT를 시작한 그녀는 오전 오후 내내 모델 학원에 있었습니다. 프로필 촬영과 모델 오디션을 앞두고 체중 맞춰 오라는 학원의 압박에 25일밖에 남지 않은 그녀는 초조했고, 자신이 정말 목표를 달성할 수 있을지 제게 끊임없이 물어보았습니다. 특히 20살 때 미스코리아 대회에 나갔을 때 금식으로 살 빼며 몸과 마음이 망가졌던 경험을 회상하면서요. 결정적으로, 그녀가 가장 싫어하는 게 '운동'이었습니다. 멀리는 청소년기 체육 시간부터 가까이는 근래에 경험한 3차례의 PT 역시 등록한 횟수도 다 못 채웠다고…. 그녀의 삶에서 운동은 부정적 기억만 가득했습니다.

1차 D-Day : 1월 17일 모델 프로필 촬영

첫 운동 결과, 의외로 근력과 체력이 좋았습니다. 계획을 바꿔 첫 수업 직후 식단을 알려드렸습니다. 저는 보통 15일~30일 사이에 식단을 권합니다. 몸이 운동에 적응할 수 있는 시간을 준 뒤에 식단관리를 해야 몸의 거부 반응과 스트레스가 적고, 체지방 위주로 빠집니다. 몸이 스스로 바뀔 때까지 기다리는 것으로, 경험으로 얻은 제 노하우입니다. 회원의 경우엔 근력과 체력이 좋았으며, D-Day가 있으니 식단을 바로 시작했습니다. 운동과 영양, 휴식을 챙기며 열심히 했습니다. 171/59kg에서 11일 지난 프로필 촬영 당일, 56.5kg을 맞췄습니다. 6회 PT를 하며 만든 결과입니다.

촬영 당일, 핸드폰 너머 그녀의 목소리가 밝았습니다. 그녀도 촬영 전 이미 결과를 확신한 것입니다. 몸 상태 체크와 함께 촬영 당일 하지 말아야 할 것, 해야 할 것을 알려드렸습니다. 통화 마지막엔 선물을 드렸습니다. 치팅데이. 촬영 이후 단 한 끼 식사만큼은 그간 가장 드시고 싶었던 것을 드시라고. 대다수 치팅데이는 결말이 안 좋지만, 그녀의 행동을 신뢰한 제가 치팅데이를 권했습니다.

최종 D-Day : 1월 31일 모델 오디션

1월 6일, 59kg → 1월 29일, 55.1kg이 되었습니다. 11회 PT를 통해, 31일 오디션인데, 30일이 아닌 29일에 마지막 PT를 한 이유는 무엇일까요? D-Day 당일 무대에서 좋은 컨디션을 만들기 위해서입니다. '테이퍼링'이라 합니다. 만약 우리가 목표 체중을 못 맞췄다면 31일 새벽에도 운동해야 했지만, 29일에 55.1kg이니 31일 당일엔 충분히 54kg으로 맞춰질 거라 생각했습니다. 그래서 29일 PT를 끝으로 모든 운동은 중단했습니다. 하루 온전히 쉬면서 회복할 수 있는 시간을 준 것입니다.

31일 오디션 당일, 그녀의 체중은 당연히 54kg에 맞춰졌습니다. 별말 없이 그저 잘 놀다 오시라고 응원만 드렸습니다. 오디션 다음날인 2월 1일부터 우리는 또 PT를 했고, 2월 5일 오디션 합격 소식을 듣게 됩니다. 2월 14일, 회원은 정식 모델로 데뷔하고 촬영을 하게 됩니다.

"운동 너무 싫어요. 선생님!" 외치던 그녀의 성공 비결

1/31일 측정 결과 : 25일간 총 11회 PT를 통해 5kg 이상 감량

결과가 딱 예상대로 나온 덕분에 모델 오디션에 합격하고 모델로서 정식 촬영까지 마쳤습니다. 여러분의 체중이 얼마든 체지방으로만 한 달간 5kg을 뺀다면 저는 굉장히 잘 뺐다 생각할 정도로 25일간 5kg 빼는 건 쉽지 않습니다. 그녀의 끝없는 노력이 한몫했는데, 비하인드 스토리 함께 보시죠.

심플 피트니스

PT 때 배운 것을 토대로 일상에서도 24시간 내내 노력

어느 정도로 운동을 했냐면, 주 4회 50분씩 PT, PT 후 유산소를 30분~50분간 했습니다. 또한 주 1~2회 개인 운동을 했으니, 주 5~6일은 운동을 한 것입니다. 또한, 이번 PT 때 생애 처음 자발적으로 러닝을 시작했습니다. 체육 시간에도 뛰어본 기억이 없기에 뛰는 것을 매우 어색해했습니다. 그래서 러닝 자세를 잡아드렸더니 스스로 해나갔습니다. 본인 스스로도 믿기지 않는 변화라며 신기해하고 흐뭇해하셨지요. 이런 노력 덕분에 PT 땐 상체와 하체 라인을 다듬으며 온전히 근력운동에 매진했고, PT 이후엔 러닝을 통해 체지방 감소에 초점을 맞출 수 있었습니다.

모델 오디션을 딱 1주 앞둔 1월 24~27일 설 연휴가 있었습니다. 그녀는 설 쇠러 고향에 가서도 제가 알려준 대로 연휴 내내 운동했습니다. 그렇게 좋아하는 엄마표 편육과 친척들의 음식 권유, 안타까운 시선을 뒤로한 채 연휴 내내 식단관리를 했습니다. 일상에선 음식도 하루 4~5끼를 시간 맞춰 딱딱, 취침은 23시 이전, 쉴 때는 빠른 회복을 위해 스트레칭과 폼롤러를 수시로 했습니다. 술, 담배는 당연히 No! 이뿐만이 아닙니다. 다른 곳에서는 결코 말해주지 않는 이면의 진실은 이렇습니다.

젊음. 정말 20대 중반의 젊음 덕분에 가능했습니다. 우선 물리적인 시간이 허락됐고, 젊음에서 오는 근력과 체력이 받쳐줬기에 주 5~6일의 고강도 운동이 가능했습니다. 여러분이 신체의 정점을 지난 30세 이후의 초보자라면 이렇게 할 수도 없고, 했다간 큰일 납니다.

당뇨 개선에 10km 마라톤까지
30대 여성

2018년 6월, 상담을 해보니 목표는 요요 없는 다이어트와 건강 회복. 수많은 다이어트 실패와 요요로 심신이 지쳐 있었습니다. 특히 35세 이전에 당뇨 진단을 받아 좌절 상태셨지요.

첫 2주 : '운동, 영양, 휴식' 강조. '유산소'는 2주간 금지

우선 맨몸 운동부터 시작했고, 첫 2주간 PT 후 곧장 귀가하시도록 했습니다. '웨이트 후 유산소'를 하면 당장은 체지방이 빠지는 것처럼 보이나, 얼마 안 가 십중팔구 문제가 생깁니다. 몸이 준비되지 않은 상태의 유산소는 신체에 어떤 형태로든 후유증을 남기며, 부상이나 만성 통증의 시발점이 될 수 있습니다. 이는 곧 운동의 중단을 의미하며, 결국 체지방은 체지방대로 못 빼고 근손실도 함께 일어납니다. 통증 혹

은 부상이란 결과만 얻으면서 말입니다. 회원의 경우 과체중에 근력운 동 경험이 없음을 감안해 첫 2주는 유산소를 안 하는 대신 식습관과 휴식(수면)의 중요성에 대해 2주간 반복 교육했습니다. 당뇨 관리와 다이어트(체중과 체지방 감량)는 공통으로 운동, 영양, 휴식의 삼박자가 맞아야 합니다. 운동을 챙기고, 음식을 가려 먹고, 잘 쉬고 잘 자는 생활 습관의 근본적 개선이 매우 중요합니다.

3주 차 이후 : 주 2회→ 주 3회, PT 후 유산소 운동 추가, 식단관리 시작

그녀는 제 우려와 달리 2주 동안 뛰어난 신체 능력을 보여줬습니다. 첫 운동부터 PT 종료까지 근육통과 저혈당 증세가 없었고, 신체 회복은 매우 빨랐습니다. 이에 주 3회 PT로 늘리고, PT 후 30분 유산소와 식단관리를 추가했습니다. 식단관리를 위해 기상, 취침 시간, 업무 중 취식 가능 시간 파악 후 식사 시간, 음식 종류, 음식량까지 최종 세팅 후 식단을 시작했습니다. 이후는 운동, 영양, 휴식의 반복.

5주 차 : 83.8kg & 38.4% → 78.3kg & 35.6%

만 1개월이 지난 5주 차 때 인바디 측정 결과, 한 달간 체중 5.5kg, 체지방률 2.8%가 줄었습니다. 첫 한 달의 결과가 좋았습니다. 식단을 지키는 게 쉽지 않다셨는데 트레이너인 제가 봐도 90%는 지키셨습니다. 보통은 '잘 지키고 있다'라고 할 텐데, 이 회원은 100%가 안 돼서 쉽지 않다 한 것입니다.

9주 차 : 83.8kg & 38.4% → 78.3kg & 35.6% → 75.9kg & 32.3%

만 2개월이 지난 9주 차 때 인바디 측정 결과, 두 달간 체중 7.9kg, 체지방률 6.1%를 줄였습니다. 이때 10일 정도 정체기도 있었습니다. 잘 빠지던 체중이 10여 일 정체되자 그녀는 불안해했습니다. 상담을 하며 확인했더니 너무 잘하고 계셨습니다. 지금껏 행동으로 제게 신뢰를 준 분이라 '이 회원의 언행은 100%'라는 확신이 있어 다독였습니다. 지금은 정체기일 뿐, 잘하고 있으니 우리 할 일만 그대로 하자고. 다시 운동, 영양, 휴식의 반복.

13주 차 : 83.8kg & 38.4% → 78.3kg & 35.6% → 75.9kg & 32.3% → 71.3kg & 30.2%

만 3개월이 지난 13주 차 때 마지막 인바디를 측정했습니다. 총 석 달간 30회의 PT를 통해 체중 12.5kg, 체지방률 8.2%를 줄였습니다. 석 달간 12.5kg이라는 대감량을 하면서 근육량은 0.5kg이나 늘리는 '사기 캐릭터'의 모습을 보였습니다. 무엇보다 당뇨 환자에게 매우 중요한 당화혈색소 수치가 굉장히 개선됐습니다. 회원은 단 석 달간 체중과 체지방을 10kg 이상 빼면서 근육량은 늘렸고, 건강과 당화혈색소 수치까지 개선시키는 5관왕을 이뤄냅니다.

그녀가 밝힌 그녀의 성공 비결

원고를 쓸 때 그녀에게 성공 비결을 물었더니, 이렇게 답하셨습니다. "음… PT를 꾸준히 할 수 있게 하는 게 성공 요인일 것 같아요. 뚜렷한 목표와 동기, 좋은 선생님ㅎ, 부담 없이 자주 드나들 수 있는 가까운 거리 등이 다 포함될 것 같아요. 별로 거창한 답변이 아니라 민망하네요^^;;"

제가 생각하는 그녀의 성공 비결 : '운동, 영양, 휴식이라는 기본에 충실 + 30회 PT에 지각 단 한 번도 없음'.

매번 10분 이상 일찍 와서 워밍업 후 PT를 했고, PT 후 꼭 쿨다운을 챙겼습니다. 애정하던 면류와 초콜릿을 과감하게 끊고, 정석적으로 식단과 휴식을 챙깁니다.

트레이너인 제가 감탄한 압도적 정신력

1·2주 : 주 2회 PT만, 3·4주 : 주3회 PT + 식단 + 수업 후 유산소 운동, 5주~ : 주3회 PT + 식단 + 수업 후 유산소 운동 + 개인 운동 1회 추가. 그래서 5주부터는 운동이 주 4회가 됩니다. 의사라는 직업은 노동집약적인 일입니다. 진료 중 화장실 갈 짬도 잘 없는데, 간식을 챙겨 먹는 게 얼마나 힘들었을까요. 그래도 PT 내내 단 한 번도 불만을 호소한 적이 없습니다. 식단관리에 아주 철저했고, 약속이 있을 땐 도시락을 싸 가거나 대체 음식을 먹었습니다. 약속도 최소화하여 식단 관리와 수면시간에 지장이 없도록 자신의 삶을 통제해 대부분 밤 11시 이전에 잠자리에 들었습니다.

틈틈이 필요한 글과 책을 권해드렸는데, 빡빡한 일정에도 짬짬이 시간 내서 다 읽고, 삶에 적용하려 노력하셨습니다. 이 모든 것을 다 하는 그 3개월간 단 한 번도 시간 없다거나 힘들다고 하신 적이 없습니다. 100% 다 지키셨습니다. 늘 웃는 얼굴과 함께.

30회의 PT 후 장기 여행을 갔고, 여행 복귀 후 다시 운동을 이어갔습니다. 이때 PT와는 별개로 제가 10km 마라톤을 권했습니다. 흔쾌히 수락하셔서 몇 차례 시간을 내 러닝을 조금 알려드렸습니다. 이때부턴 PT 후 30분 이상씩 한여름 내내 야외 러닝을 했고, 심지어 2018년 추석 연휴 때 연세대 트랙을 함께 달리며 연습했습니다. 그리고 그해 11월 생애 첫 10km 마라톤에 나가서 꿋꿋이 완주하셨습니다. 그 후로도 틈틈이 나가셨다고 합니다. 이젠 건강도 어느 정도 유지가 되고, 주 2회 정도는 어떤 형태로든 운동을 하신다고 합니다. 이런 얘길 들으면 트레이너로서 정말 기쁩니다.

PT하는 내내 성실성과 압도적 정신력에 감탄했습니다. 행동으로 제게 귀감이 된 회원이야말로 제게 참 선생님이셨습니다. '몸과 마음의 건강해짐'을 넘어, '삶 자체의 건강해짐'을 손수 보여주고, 제게 귀감이 된 회원을 5년이 지난 지금도 기억하고, 조용히 응원합니다.

회원 후기

저는 어릴 때부터 과체중이었지만 그동안 크게 아프다거나 잔병치레도 거의 없이 살았는데, 최근에 아직 젊은 나이인데도 당뇨로 진단받게 되어 충격받고, 더 이상 건강을 자신할 수 없어 운동과 다이어트를 꼭 해야 하는 상황이 되었습니다. 이전에 다이어트한다고 혼자 헬스장 등록해서 러닝머신과 사이클만 타고 먹는 양을 확 줄이는 다이어트 방법을 여러 번 시도했었지만, 운동을 그만큼 못하게 되고 일상 식사로 돌아오면 여지없이 요요를 겪는 시행착오를 반복했었습니다. 그마저도 최근 몇 년간은 일이 바쁘고 힘들다는 핑계로 운동은 거의 안 하고 불규칙한 식생활에 만성피로 상태였습니다.

그래서 이번에는 제대로 된 방법으로 건강하게 살을 빼고 싶어 심주형 선생님과 운동을 시작했습니다. 매시간 운동 시작 전에 몸 컨디션을 체크하시고 운동 강도를 조절하며 제 수준에 맞춰서 수업을 진행해 주셨습니다. 무엇보다 가장 큰 수확은 운동하는 재미를 알게 되었다는 겁니다. 운동하는 것을 별로 좋아하지 않았었고, 건강 관리상 해야 돼서 시작했으나 이제는 운동이 하고 싶은 것으로 바뀌었고, 나 같은 사람도 운동할 수 있다는 자신감이 생겼습니다. 또한 나중에 혼자 운동할 수 있게 가르쳐주셔서 이제는 혼자서도 배운 것을 복습하며 해볼 수 있을 것 같아요.

제 생활 패턴을 토대로 식단을 짜주셔서 식단 조절도 병행하며 좋은 결과를 얻을 수 있었던 것 같습니다. 그동안은 출근 전 아침 식사 대신 10분의 잠을 택해서 아침은 당연히 안 먹고, 중간중간 간식 섭취와 하루 1~2끼 과식 또는 폭식했던 식습관을 갖고 있었기에 사실 이번에 식사의 양이나 종류를 지키는 것보다 시간 맞춰서 하루 3~4끼를 잘 챙겨 먹는 것이 가장 어려웠습니다. 그래도 짜주신 식단대로 최대한 잘 실천하려 노력했더니 공복 시간이 길지 않아 식욕 조절도 예전에 다이어트했을 때보다 잘 되는 것 같았고, 이제는 새로운 좋은 식습관을 형성할 기초가 조금은 다져진 것 같아요.

운동 이외에도 건강이나 영양 관련 지식도 많이 알려주셨고, 선생님의 prettybody 네이버 블로그의 글에서도 역시 좋은 정보를 얻어 다이어트하면서 마음을 다잡는 데 많은 도움이 되었습니다. 이 글을 읽으시는 분들도 기회가 된다면 한번 찾아서 읽어보세요.

3개월 짧은 기간이었지만 운동해도 체중 변화가 거의 없던 정체기도 두 번이나 겪었습니다. 혼자였다면 그 시기에 그냥 포기했거나 무너졌을 텐데, 선생님을 믿고 그냥 하던 대로 꾸준히 PT 수업받고 식단 지켰더니 어느 순간 다시 감량되는 시기가 오고 잘 극복할 수 있었던 것 같습니다.

다행히 3개월 만에 혈당이 안정되어 당화혈색소 수치가 정상화되는 좋은 결과도 얻었고, 근육 소실 없이 체지방을 잘 감량하여 보람되고 즐거운 시간이었습니다. 가까운 곳에 좋은 선생님이 계셔서 개인적으로 매우 행운이었어요. 개인 사정으로 장기간 여행을 가게 되어 수업을 지속하진 못하지만 이제 어떻게 해야 할지 배워서 알게 되었으니 앞으로도 계속 실천하며 건강하게 살아갈게요. 다시 한번 감사드려요!

발목 재활과 건강을 잡은 채식주의자
30대 여성

피로를 호소하는 30대 여성회원이 찾아오셨습니다. 목표는 근육량과 체력 향상이 1순위였고, 만성피로가 심해 상담 시간 내내 "피곤해요, 몸이 가벼우면 좋겠어요!"라고 강조하셨습니다.

164cm의 키에 50.7kg, 37세였습니다. 운동을 하지 않으시니 만성피로는 이해하겠는데, 체중으로 보아도 상당히 날씬했고 외형적으로도 그랬습니다. 근데 가벼우면 좋겠다니? 인바디 측정 결과 근육량은 표준 이하, 체지방률은 29.1%라 마른 비만이었습니다. 체지방률이 29.1%라니···. 그 날씬한 몸을 지탱할 근육과 체력이 부족하여 늘 피곤하고 몸이 무겁다고 느꼈던 것입니다. 조금 더 알아봤더니 8년 정도의 채식 위주 식습관과 새벽 3시쯤에 잠드는 수면 습관도 주요 원인으로 보였습니다. 이는 근육량 부족과 함께 피로 회복을 더디게 만드는 요

인임이 분명했습니다.

　운동, 영양, 휴식 3가지 차원의 균형을 잡아가야 했습니다. 생활 방식을 완전히 바꿔야 하는데 말이 쉽지, 본인의 의지가 매우 중요했습니다. 또 사람에 따라 피로감을 개선하려면 근육과 체력 향상을 위해 체중이 늘어야 하는 경우가 있는데, 이 회원의 경우 목표를 이루려면 반드시 '증량'이 필요했습니다. 사실 164에 55kg이면 충분히 날씬하지만, 여성들은 대부분 체중 증가 자체에 대해 거부감이 있습니다. 그래도 계획을 얘기해드렸습니다. 체중이 늘어도 근육 증가로 인한 체중 증가이며, 체지방은 줄이면서 더 아름답고 건강하게, 신체 비율도 좋게 만들고자 하니 체중은 신경 쓰지 마시길 신신당부하고 운동을 시작했습니다.

PT 초반부 : 발목 가동성과 불안정성 발견

　PT한 지 만 2주쯤 되었을 때 문제점을 발견했습니다. 운동할 때 오른쪽 발목이 매우 불안정했습니다. 익숙지 않아 그럴 수 있다 생각하고 계속 관찰했으나 아무래도 이상해서 여쭤봤더니 한창 멋 부리던 20대 시절 하이힐을 신고 수십 차례 발목이 꺾여서 약해졌다고 했습니다. 오른쪽 발목뿐 아니라 왼쪽 무릎도 통증이 있었습니다. 반복적으로 다치다 보니 불편과 통증을 느낀 인체가 보상작용으로 그때그때 연부조직을 과사용했을 것입니다. 발목의 가동성과 불안정성을 잡지 못하면 PT 결과를 기대할 수 없었고, 일상생활의 불편도 계속될 것이었습니다. 아울러 오른쪽 손목도 안 좋았는데 수면 시 오른쪽 손목을 말아 쥐는 습관이 손목을 상하게 했습니다.

무엇보다 쪼그려 앉기가 안 된 지가 몇 년은 됐다고 했는데 쪼그려 앉기가 안 되니 그 동작을 구현하는 스쾃은 애초에 불가능했습니다. 확인차 한번 해보시라 했더니 정말 얼마 못 앉고 자꾸 뒤로 넘어지려 했습니다.

PT 중반부 : 발목 가동성 운동에 올인

오른쪽 발목과 왼쪽 무릎의 통증, 스쾃이 안 되는 것은 발목의 문제라 생각했습니다. 발목 움직임의 제한이 발목을 넘어 무릎, 또 고관절의 움직임 제한을 가져오고 삶에 악영향을 미친 것입니다. 문제를 발견한 이상 발목 가동성을 하루빨리 정상으로 만들어야 했습니다. 이 부분을 설명해 드리고 당분간 재미는 없지만 통증과 건강이 개선될 수 있게 발목 운동만 하자고 했더니 좋다고 하셨습니다. 그래서 PT 6회 차부터 8회 차까지 3회 내내 발목 움직임을 만드는 운동만 했습니다. 그리고 매 수업 종료 직전 스쾃을 조금씩 했는데, 횟수가 거듭될수록 개선되는 게 확연히 보였습니다. 사람은 좋아지는 게 눈에 보이면 희망에 차 스스로 열심히 하게 됩니다. 이 시기를 놓치지 않고 집에서 할 수 있게 숙제를 드렸습니다. PT 9회 차 때 숙제 확인 후 저는 주저 없이 회원 혼자 스쾃을 해보시게 했습니다. 회원은 반신반의하며 생전 처음 혼자 스쾃을 시작했습니다. 예상대로 안정적으로 성공했습니다. 자력으로 스쾃을 완벽히 하게 되자 아주 기뻐했습니다. 그날 맨몸으로만 12개씩 무려 10세트의 스쾃을 했습니다.

PT 후반부 : 발목 문제 해결 후 바로 찾아온 2주간의 위경련

발목 문제를 해결한 회원은 파죽지세로 그 흐름을 이어갔습니다. 런 지도 잘할 수 있게 됐습니다. 발목 움직임이 나오지 않아 스쾃도 하지 못했는데 발목 가동성을 개선하고 채 한 달이 지나지 않아 20kg 스쾃 을 무려 10개씩 8세트나 할 수 있게 됐습니다.

영양과 휴식에도 지속적인 노력을 기울였습니다. 3시에 자던 습관 을 조금 더 일찍 자는 것으로 바꾸고, 8년간 계속해온 채식 위주의 식 습관까지 바꾸며 묵묵히 노력했습니다. 그렇게 열심이던 회원이 2주나 운동을 나오지 못하셨습니다. 20회 PT 하는 동안 수업 취소나 시간 변 경이 전혀 없으셨던 분인데…. 알고 보니 위경련으로 쉬게 된 것입니 다. 일상에서 불필요한 표현을 전혀 안 하던 그녀가 '아쉽다!'라고 하셨 습니다.

위경련 멎고 복귀, 마지막 PT까지

위경련이 멎고 복귀 후 5회 수업을 더 하고 PT가 종료됐습니다. 체 지방이 1kg 이상 빠지면서 체지방률이 25~26% 정도가 됐고, 근육량 과 체중은 1kg 정도 늘었던 것으로 기억합니다. 그녀의 노력 덕분에 제 약속을 지킬 수 있었습니다. 그녀는 이제 몸이 가벼워진 것을 느끼고, 피로가 줄었고, 체력과 건강 수치까지 개선됐음을 스스로 인식합니다. 첫 시작을 성공적으로 했으니 단 몇 개월간이라도 이 상태를 유지한다 면 몸은 그 상태를 기억할 것이고, 건강은 더욱 좋은 상태를 유지할 것 입니다. 심지어 근력운동 시 근육이 사용되는 느낌, 고통, 힘듦이 즐겁다고 하셨으니 지금도 꾸준히 운동하고 계실 거라고 기대해도 되겠지요?

그녀의 성공 비결 : PT 외의 자기 관리, 배움에 대한 의지와 독서
1. PT 외의 자기 관리 : 발목 재활 운동, 영양, 휴식
2. 배움에 대한 의지와 독서

그녀가 좋아지기 위해선 운동뿐 아니라 영양과 휴식에서 많은 노력이 필요했습니다. 특히 오른 발목이 좋아지지 않으면 진도가 나갈 수 없었기에 재미없는 발목 재활 운동을 집에서도 혼자 꼭꼭 챙기시 했습니다. 이렇게 해서 발목을 빠르게 개선시킨 것이 이후 그녀가 안전하게 하체 운동하며 근육, 근력, 체력을 붙일 수 있는 토대가 되었습니다.

앞서 말했듯 8년째 채식만 하고 계셨습니다. 어릴 땐 고기 마니아였는데 어느 순간 고기가 안 당겨 자연스레 채식만 하게 되었다고 합니다. 여러분이 트레이너라면 이런 그녀에게 단백질 섭취를 확 늘리라고 할 수 있을까요? 그녀에게 있어 고기 한 점, 달걀 한 개 먹는 것은 지난 8년을 지워버리는 엄청난 변화입니다. 애초에 하루에 먹는 양 자체도 적었습니다. 근육이 만들어질 원료는커녕 애초에 잉여 에너지가 있기 어려운 식습관이었습니다. 그런 그녀가 채식을 고수했다면? 좋아졌다 한들 변화는 아주 미미했을 것입니다.

그리고 휴식. 할 일을 하다 보면 새벽 3시경에 자는 것이 일상이었습니다. 그녀가 자신의 수면 시간을 고수했더라면? 큰 변화를 만들 수 있

었을까요?

운동이야 PT 때 같이 하는 것이니 그렇다 치지만, 영양과 휴식은 제가 알려만 드렸을 뿐 순전히 본인의 몫이었습니다. 오랜 시간 이어온 생활 방식 전체를 바꿔가면서까지 제 말을 신뢰하고 온전히 따라주셨습니다. 사실 일찍 자고, 골고루 먹고, 운동하면 좋다는 것은 모든 사람이 다 압니다. 세 살 먹은 어린아이도 할 수 있는 말이지만 실천에 옮기는 사람은 일부입니다.

마지막으로 배움에 대한 의지와 독서. 그녀는 수업 내내 불필요한 말이 없었습니다. 얘기한 적 없지만 저는 행동에서 그녀의 의지를 늘 느꼈습니다. 열린 마음으로 배움에 대한 의지를 행동으로 보여주던 그녀는 PT 수업 내내 제가 더 열심히, 하나라도 더 알려드리고 싶도록 만들었습니다. 그 마음에 회원께 책을 빌려드렸습니다. 한 권 다 읽으면 다른 책을 빌려드렸습니다. 책 내용이 어떤지에 대한 말은 서로 없었습니다. 느낌상 왠지 잘 읽고 계신 것 같다는 생각이 들어 회원님께 필요할 것 같은 책을 제 임의로 엄선하여 빌려드렸습니다. 빌려드린 책은『운동 미니멀리즘』『마이아파』등이고, 제가 보증하는 양질의 도서입니다. 일반인을 위한 책이니 독자분들도 읽어보시길 권합니다.

그녀의 마지막 수업 날, PT 후에도 계속해서 운동하시라고 신신당부했습니다. PT 안 해도 상관없고, 막히는 게 있으면 도와드릴 테니 언제든 연락달라고 말씀드렸습니다. PT 없이도 그녀는 혼자서 꾸준히 운동할 거라 기대합니다. 20회 수업하면서 서로 대화는 없었지만 행동으로 제게 메시지를 주신 분이자 어디서도 뵙기 힘든 고결한 인품을 가진 회원의 행복과 건강을 바라며.

교통사고 후 만성 요통 &
고관절 통증 극복기
30대 여성

허리가 아파본 적 있으신가요? 누구나 허리가 몇 차례 삐끗한 경험은 있을 것입니다. 통증이 하루 만에 멎는 때도 있지만, 짧게는 3~4일, 보통 일주일씩은 갑니다. 그때 어떠셨나요? 통증으로 인해 불편하고 이로 인해 삶의 질이 굉장히 떨어지진 않던가요?

2019년 8월, 땀 뻘뻘 흘리며 30대 후반의 여성이 상담하러 오셨습니다. 대부분 다이어트나 체력 개선이 목적인데 이분은 '재활'이 시급했습니다. 얘기를 들어보니 2018년 10월, 측면에서 스쿠터에 치었고, 이후 만성 통증이 시작됐습니다. 허리랑 골반, 고관절이 만성으로 아프고 불편했는데 그중 오른쪽 허리, 골반, 고관절은 통증이 더 심하답니다. 그로 인해 종아리와 허벅지의 부종, 우울감, 불면증까지 생겼으니 중증 재활운동에 해당했습니다. 문제 해결을 위해 저는 더 깊게 물어봅니다. 불편한 기억을 하나하나 되살리며 대답하던 그녀는 그늘진 얼굴과 함께 몇 차례나 울먹였고, 저는 상담 내내 수없이 자문했습니다.

"이 회원을 좋아지게 할 수 있을까? 지금도 너무 안 좋은데 혹시 더 나빠지면?"

정말 안 하고 싶었지만 오랜 시간 고생하며 삶이 완전히 무너졌던 경험이 떠올라 차마 외면하지 못했습니다. 절망에 빠진 그녀가 한켠에 가지고 있는 아주 작은 희망조차 잃어버릴까 싶은 마음에 그녀 몰래 깊은 한숨을 내쉰 뒤, 재활 운동을 지도하기로 했습니다.

PT 시작 : 움직이지 못하는 요추와 골반

저도 회원도 부담을 가득 안고 첫 운동을 시작했습니다. 기본 스트레칭을 알려드리고 시간 내내 회원의 움직임을 세세히 관찰해보니 움직임이 뻣뻣합니다. 유연성이 부족해 뻣뻣한 게 아니라, 허리와 골반의 움직임이 아예 통나무 같았습니다. 일반인의 경우 이 관절들이 각각 유기적으로 움직이는데 반해 회원의 몸은 통나무처럼 허리부터 골반까지 한꺼번에 통으로 움직였습니다. 이러니 일상에서 통증이 없을 수 없었고, 신체를 제대로 사용하는 방법을 잊어버렸으니 신체기능이 떨어진 거지요. 문제점을 파악했으니 집중적으로 그 문제점을 해결하고자 방향을 잡았습니다.

관절 하나하나를 분절이라 합니다. 이제부터 이 분절 하나하나의 움직임을 회복시키고 각 분절끼리 유기적으로 잘 움직일 수 있게 만들어야 했습니다. 통나무 같은 움직임이 일어나지 않기 위해 우리는 PT 초반 척추 분절 운동에 집중했습니다. 내 몸 사용법을 잊어버린 터라 처음엔 당연히 동작이 잘 안 됐고, 왜 이렇게 안 되냐고 자책하며 창피해했습니다. 본인만 포기하지 않는다면, 시간문제임을 알기에 회원을 다독이며 수업을 끌고 나갔습니다.

두 번째 시간이 되니 첫 시간보다 조금 나아졌고, 세 번째 시간쯤 되니 통나무 느낌이 옅어졌습니다. 이제 한 단계 더 나아갈 수 있다고 판단, 보다 정확한 분절 움직임을 시도했습니다. 경추, 흉추의 움직임 없이 요추, 천골, 미골의 움직임만 만들어야 했습니다. 그래서 네 발 기기 상태에서 오로지 요추와 골반만 움직일 수 있도록 지도했습니다. 보상작용 없이 움식이는 게 처음엔 안 됐습니다. 하지만 반복된 지도, 본인의 집중과 노력으로 회원의 운동신경이 되살아나 이 단계도 성공적으로 수행하게 됩니다. PT를 시작한 이후 회원의 뇌는 신경 가소성에 의해 새롭게 재구성되기 시작했습니다. 잘못된 움직임의 입력을 막고, 올바른 운동 패턴을 입력, 반복 학습시키자 보상작용이 줄고, 일상의 통증도 점차 줄어들기 시작했습니다.

PT 중반기 : 올바른 고관절 움직임과 가동범위 극대화에 초점

회원의 통증이 확연히 줄었습니다. 무통증의 시간도 점차 길어지기 시작했습니다. 꽤 많은 불편이 개선되었지만, 아직 일상의 움직임이 자연스럽진 않습니다. 가동범위가 부족하니 보상작용도 일상적으로 일어날 터, 여기서 더 나갈지 끝낼지 결정해야 했습니다. 그간 PT 과정에서 좋아지는 것을 보니 조금 더 가도 되겠다고 판단했습니다. 신경

가소성을 이용해 회원의 뇌에 더욱 안전하고 확실한 움직임을 입력시키고자 이번에는 고관절 자체의 움직임과 가동범위 극대화에 초점을 맞췄습니다. 이 역시 제가 우선 효과를 본운동이고 이를 토대로 여러 회원께도 도움을 드려본 경험이 있어서 확신을 갖고 가르쳤습니다.

PT 5회 차, 고관절 움직임을 크고 올바르게 사용하는 방법을 처음 알려줬습니다. 이 수업 후 그녀는 무려 10일이나 PT를 하지 못했습니다. 4회 차까진 주 2회씩 PT를 했었는데….

10일이 지나 6회 차 수업에 나온 그녀의 상태가 심히 걱정됐습니다. 알려준 운동을 하지 못했으면 학습된 움직임도 안 나올 테고, 통증도 있을 텐데…. 걱정 속에 10일간의 안부를 물었습니다. 매일 스스로 운동을 챙겨서 했고, 놀랍게도 그 10일 사이 일상의 만성 통증이 거의 사라졌다고 했습니다. 5회 PT 후, 정확하게는 3주 만에 그렇게 좋아진 것입니다. 1년 가까이 그녀의 몸과 마음은 물론 삶 자체를 피폐하게 만들던 그 만성 통증이 말입니다. 기쁜 피드백을 접하고 가벼운 마음으로 6회 차 수업을 시작했습니다. 그녀의 움직임을 제 눈으로 직접! 여기서! 지금 당장! 보고 싶었습니다. 우선, 지난 수업 때 알려드린 것을 먼저 확인했습니다. 움직임 자체가 월등히! 좋아졌습니다. 분절 운동의 움직임도 정확하게 표현됐고, 보상작용도 확연히 줄었으며, 가동범위도 개선된 것이 선명히 눈에 들어왔습니다. 아울러 그녀를 괴롭히던 부종도 개선되어 종아리 통증도 많이 줄어들었다고 했습니다. 못 나오는 10일 동안 격무 속에 짬 내서 틈틈이 운동했고, 정확한 움직임은 회원의 일상생활을 다시 평온한 상태로 돌아가게 했습니다.

6회 차 수업을 기준으로 그녀의 통증은 상당히 개선되었으며, 자가 관리할 수 있는 수준이 됐습니다. 남은 기간은 재활 운동뿐 아니라, 이젠 일상에서 필요한 체력과 근력의 향상을 목표로 우리는 운동했습니다. 사고 이후 의자나 테이블에 앉는 것조차 매우 조심스럽던 그녀가 의자를 밟고 올라가 장롱의 이불을 넣고 꺼내서 가족을 놀라게 했다는 얘기를 자랑스레 했을 때는 함께 웃었습니다. 사고 이후 걸을 때도 통증이 있었기에 빨리 걷기 자체가 불가능했습니다. 어느 날부터 건강해짐 내에서 종종걸음으로 몇 차례 뛰어다니는 걸 보고 얘기했더니 그제서야 자기도 모르게 뛰었음을 인지했고, 다시 뛸 수 있다는 사실에 스스로 감격했습니다.

급한 불은 6회 차 때 충분히 꺼졌습니다. 재활 목적의 PT는 제 수준에선 더 가르칠 게 없었습니다. 남은 시간은 재활 운동 때의 기본적인 사항 체크 후 일상의 움직임을 학습시키며 근력과 체력을 올리는 데 집중했습니다. 20회 PT를 성공적으로 마치고, 서로 기적과 같은 현실에 감사하며 웃으며 헤어졌습니다. PT 때 절 불신했거나 PT 때 알려드린 것을 스스로 하지 않았다면 이렇게 빨리 좋아지긴 힘들었을 텐데, 스스로 노력해서 정말 빨리 좋아졌습니다. 앞으로도 잘 관리해서 건강해짐에 오실 일이 없으면 좋겠습니다.

또 하나, 제가 바라는 건 살아가다 같은 문제를 가진 분을 만났을 때 그냥 지나치지 말고 자신의 극복기를 들려주면 좋겠고, 만성 통증을 극복한 산증인으로서 환자들에게 희망이 되시길 바랍니다.

재활 운동을 하시는 분들에게

재활 운동은 따분하고 힘듭니다. 매일 반복해야 합니다. 재미도 없고, 크게 좋아지는지도 모르겠는데 운동 강도는 높습니다. 그러니 금세 질립니다. 재활 운동은 죽자 살자 매달려도 어려운데. 스스로 포기하면 어느 누가 와도 정상으로 못 돌립니다. 트레이너가 옆에 붙어 지도해주더라도 '본인의 의지'가 없다면 한계점 이상 절대 못 갑니다. 동기와 희망으로 무장하고 스스로 지키고 키워나가야 합니다.

언제쯤 정상이 된다는 기약이 없으니 불안합니다. 또 주위의 보통(안 아픈) 사람들은 그 상황을 이해해주지 못하니 스스로 처량하고 외롭습니다. 그쯤 되면 스스로 포기합니다. 어제까지 잘하던 사람이 한순간에 포기하는 것입니다. 포기를 했더라도, 좋아지고 싶다면 마음을 다잡고 다시 도전해야 합니다. 좋아질 때까지는 눈이 오나 비가 오나 스스로, 매 순간 마음을 다잡아야 합니다. 포기했더라도 다시 노력한다면? 나아지는 게 없는 것 같아도 어느 순간 분명히 건강은 돌아옵니다.

어디가 아프고 불편하다면 그와 관련된 책을 집중적으로 읽어보세요. 용어를 모르니 처음에는 이해하지 못하는 게 당연합니다. 모르니 재미없고 지루하겠지만. 포기하지 말고 최소 몇 번은 읽어야 합니다. 처음엔 정독이 아니라 그냥 훑고 넘어가길 권합니다. 몇 번 읽다 보면 관련 용어에 조금은 익숙해집니다. 그 이후에 정독하면 내용이 잘 들어옵니다. 이쯤 되면 소화한 지식을 내 삶에 적용할 수 있습니다. 관련된 내용을 이것저것 습관적으로 검색해보세요. 비슷한 증상을 가진 사람이 많다는 사실을 알게 되면 위로를 받게 됩니다. 그 증상에 대해 상당한 지식을 가지게 될 것이고, 이때 알게 된 지식은 스스로 이 상황을 헤쳐갈 수 있는 바탕이 될 것입니다. 이끌어줄 사람이 없다면 좋아지기 위해서 이 정도 노력은 당연히 필요합니다. 결정적으로, 노력의 방향도 맞아야 합니다. 이 과정에서 시행착오는 무조건 발생합니다. 시행착오의 과정에서 올바른 방향을 알게 될 것이고, 노력의 시간이 누적된다면 그렇게나 바라던 건강이 여러분을 두 팔 벌려 반겨줄 것입니다.

트레이너의 자만이 불러온 실패기
30대 부부

2019년 가을, 부부가 함께 상담을 오셨습니다. 특이점이 있다면 소개로 오셨다는 것. PT는 보통 1회당 50분 이상 서비스를 제공합니다. 일회성 상품이 아니기에 신뢰가 쌓이면 서로 살아가는 이야기도 나누게 됩니다. 아내 회원은 2년에 걸쳐 제게 PT를 받으신 상태였고, 신랑 회원과 저는 초면이었지만 아내 회원 덕에 서로를 알고 있었습니다. 들은 얘기가 있다 해서 결코 상담을 대충 하지도 않지만, 아내 회원의 면을 세워 드리기 위해 더 집중해서 상담했습니다.

밝고 유쾌한 겉모습과 달리 몸 상태는 종합병원이었습니다. 특히 오른쪽 손목은 일상에도 지장이 있을 만큼 좋지 않았습니다. 무릎도 불편하고, 허리와 목디스크도 있었습니다. 해야 할 게 많았지만 주어진 시간은 15회. 그 시간 동안 할 수 있는 것만 추려서 최종 목표를 정했습니다. "체력 & 근력 & 심폐기능 강화, 체지방 감소."

　PT와 운동을 2년여 꾸준히 한 상태라 큰 욕심을 내지 않았습니다. 음주도 즐기지만 PT 경험이 충분하니 식단관리도 스스로 잘할 것 같았습니다. 아픈 곳이 좀 있다 보니 스스로 몸 관리에 굉장히 신경쓰며 적극적으로 관리하고 있는 모습은 타의 모범이 될 만했습니다.

　신랑 회원의 프로필 : 32세 남성, 73.6kg & 20.8%

　키 178cm에 적정 체중과 체지방률이라 외관상 딱 보기 좋았습니다. 오른쪽 손목의 불편과 부상 위험이 있으니 운동을 잘 선별해야 했습니다.

　첫 수업 때 회원의 몸 상태를 자세히 파악했습니다. 워밍업 후 스쾃을 해본 결과 왜 무릎이 아픈지 알 수 있을 만한 단서를 찾았습니다. 아주 다이내믹한 스쾃을 하고 있었는데 불안한 자세에서 운동 속도는 아주 빨랐고, 가동범위도 넓었습니다. 이런 경우 관절과 그 주변 조직의 손상이 누적됩니다. 아마 2년여간 이런 형태의 운동을 하면서 무릎이 많이 손상된 것 같아서 속도와 가동범위를 제한했습니다. 중급자 회원의 자세를 기초부터 다시 잡아 나갔습니다. 그렇게 하여 지난 2년 동안 PT를 받으면서 느끼지 못한 하체 타는 느낌을 첫 PT 때 경험시켜 드렸습니다.

　10월 한 달간 총 10회 PT : 식단관리는 스스로, 운동에만 전념

　지난 2주 총 4회 수업을 하면서 몸이 운동할 수 있도록 컨디션을 올

리고 몸 상태를 매시간 파악했습니다. 손목과 무릎에 영향을 주지 않는 선에서 할 수 있는 여러 가지 운동을 시도하며 최종 운동을 추렸습니다. 그걸 토대로 이제 남은 시간 동안 결과를 만들어내야 합니다. 큰 틀에서 진행한 운동은 '사이드 스텝, 스쾃, 데드리프트, 런지'였습니다. 심폐기능 강화를 위해 휴식 시간을 칼같이 지켰습니다. 세부적으론 3가지의 변형 스쾃을 추가하여 근육과 심폐기능이 더욱 잘 쓰일 수 있도록 운동을 선별해서 진행했습니다. 10월 한 달간 부지런히 나온 결과 총 10회의 PT를 진행했고, 회원은 매시간 이렇게 얘기했습니다.

"쌤! 스쾃이 이렇게 힘든지 몰랐어요."

"쌤 수업은 소리 없이 강하네요."

"(며칠 쉬고 나온 뒤) 근육통 아직도 심해요. 이번 근육통 진짜 심했어요."

PT 때 조금 힘들어도 너무 힘들다며 엄살 부리는 분들도 종종 있습니다. 근데 이분은 제가 봐도 운동 질이 좋아서 힘들 만했습니다. 부상이 염려돼 동작은 더욱 정자세로 하고 휴식 시간을 칼같이 지켰으니 이해가 갔습니다. PT 때는 물론 PT 전후도 성실했습니다. PT 전 항상 먼저 와서 워밍업, PT 후 쿨다운을 잘 챙겼습니다. 저는 이런 모습을 보면서 좋은 결과가 나오리라 확신했습니다. 인바디 측정이 불필요하다고 생각할 정도의 확신이었습니다. 회원 역시 인바디 요청이 없었고, 하체 밀도가 탄탄해지고 사이즈가 점점 커진다는 느낌을 받고 있어서 결과를 보지 않았음에도 성공을 확신케 했습니다.

식단관리의 중요성도 너무 잘 알고 계셨습니다. PT 받는 기간에 아내의 음주 사실까지 내부 고발하며 많은 웃음을 주셨습니다. 반면 아내의 맞고발은 단 한 번도 없었습니다. 스스로 떳떳해야 저런 내부고발도 가능하지요. 이 정도면 성공을 위한 모든 조건이 완벽했습니다.

완전히 상황이 바뀐 11월, 그리고 PT 종료

73.6kg & 20.8% → 72.2kg & 20.4%

10월과 달리 11월은 상황이 완전히 바뀌었습니다. 본인의 운동 의지와 달리 2주간 중동으로 출장을 가는 바람에 2주를 통으로 날렸습니다. 중동에서 식단은커녕 애초에 음식이 입에 맞기나 했을까요? 10월은 총 10회의 PT를 했지만, 11월과 12월을 합쳐서는 총 5회만 했습니다. 출장 전 3회, 출장 후 2회 PT를 끝으로 수업을 종료했습니다.

결론부터 말하자면 체중 1.4kg, 체지방 0.6kg이 빠졌습니다. 체지방률은 0.4% 빠졌습니다. 성공 같은가요? 근육량도 0.3kg 빠졌습니다. 돈과 시간을 들여 PT한 건데 제 기준에선 실패입니다. 마지막 인바디 보고 얼마나 죄송하던지요. 제가 성공을 확신했더라도 출장 소식을 듣고 바로 인바디를 체크했어야 했고, 그에 따른 피드백을 드렸어야 했습니다. 또한, 출장 소식이 없었더라도 식단은 자율로 맡기지 말고 체크를 해야 했습니다.

마지막 수업 인바디 측정 순간까지 결과를 확신한 저는 의기양양했습니다. 더 많은 체지방 감소와 근육량 증가를 확신했으나 결과지를 보고 황망했습니다. 그저 죄송할 따름이었습니다. 수업 내내 죄송하다는 말만 나왔고, 회원은 괜찮다며 도리어 저를 위로했습니다. 죄송함과 미안함만 가득 남긴 채 수업을 끝냈습니다.

뒷이야기

신랑 회원과 달리 음주도 하면서 같은 시기에 15회 PT를 한 아내 회원의 결과는?

61kg & 29.9% → 58.6kg & 25.2%. 체중 2.4kg, 체지방 3.4kg, 체지방률을 4.7%나 빼면서 근육량은 0.9kg을 올리셨습니다.

신랑의 PT 종료 후 제가 죄송해하는 걸 전해 들은 아내 회원이 제게 따로 해주신 얘기가 있습니다. 축 처진 저를 배려해서 해주신 얘기지만 듣다 보니 웃음이 나왔습니다.

첫째, 신랑 회원은 PT 끝나고 귀가하며 '닭강정'을 자주 먹었다고 합니다.

둘째, 아울러 자기가 맞고발을 안 했을 뿐, 술도 늘 같이 먹었다고 합니다.

뒤늦게 진실을 알게 된 저는 '당했다'는 생각과 함께 웃음이 났습니다.

결론 : 애초에 인바디 측정을 하지 않아서 적절한 관리, 감독이 안된 게 제 잘못. 아무리 확신하더라도 적절한 시점에 인바디 측정은 꼭 해야 합니다.

길에서 몸짱을 보고 건강해짐을 찾다
40대 여성

네이버 리뷰 사장님이 쓰셨나요?

여름 향기 짙던 2021년 어느 날, 40대 회원과 마주했습니다. 운동 목적을 여쭤봤더니 무려 '몸짱'이었습니다. 나이는 숫자에 불과하다지만 40대 회원이 이런 이야길 하는 건 대단한 용기가 필요합니다. 꼭 이뤄드리고 싶은 마음에 동기를 여쭤봤습니다.

거리에서 보디빌더 수준의 몸 좋은 커플을 봤는데 너무 멋있었고, 그길로 마음이 동해 PT를 알아본 것입니다. 그 커플처럼 되는 건 불가하지만, 반바지 입었을 때 누가 봐도 탄탄하다 느낄 정도의 수준이 되길 희망했습니다. 저는 '힙과 하체 트레이닝'에 강점이 있기에 40대의 회원이라도 시간만 주신다면 충분히 가능한 일이라 생각했습니다. 그런데 이런저런 이야길 나눠보니 인근 거주자가 아니었습니다. 이 경우 오며 가며 드는 시간도 만만치 않고 매번 상당한 수고를 해야 합니다. 이런 수고를 감수하고 오실 땐 대부분 소개인지라 여쭤봤더니 아니랍니다. PT를 검색했는데 수많은 업체 중 저희 건강해짐 리뷰가 가장 좋아서, 그것도 하나같이 너~무 좋아서 오셨답니다. 그러면서 제게 단도직입적으로 말씀하십니다.

"(장난스럽게 웃으며)네이버 리뷰 사장님이 쓰셨나요?"

몸짱을 꿈꾸던 그녀와의 수업을 시작하다

162/54.2/27.3% 첫 인바디 측정 시 프로필입니다. 숫자로만 봤을 때 이 정도 수치면 건강에 크게 문제가 없습니다. 근육량도 표준범위 안이라 무난했습니다. 다만 회원이 희망한 몸짱, 탄탄함과는 거리가 있습니다. 이때 회원의 웨이트트레이닝 경험이 중요합니다. 웨이트트레이닝의 시간이 쌓여 있으면 목표 달성에 필요한 시간이 줄고, 없으면 지금부터 시작인 것입니다. 여쭤봤더니 크게 웃으며 말씀하십니다.

"2년 전 필라테스 한 게 전부예요. 필라테스 때 '운동'에 대한 기억은 없고 '혼난' 기억만 있습니다. 선생님."

그렇게 스스럼없이 자신을 낮추던 회원을 모시고, 맨몸으로만 모든 운동을 진행했습니다. 운동을 하면서 알게 된 사실인데 어깨 결림과 허리통증이 심했습니다. 사실 몸짱보다 이 부분을 최우선으로 잡아야

삶의 질이 개선되고 일상이 편해집니다. 몸짱으로 가는 길에 이 부분
은 충분히 잡을 수 있음을 설명해 드리고 맨몸 운동으로 1시간 1시간
을 채워갔습니다.

몸짱이 되려면 식단관리는 필수

어느 정도 체지방이 맞춰진 상태면 기존의 식습관 그대로 해도 됩니
다. 그녀의 경우 근육량은 최소한 유지해야 했고, 체지방은 빼야 하는
상황이라 식단관리가 꼭 필요했습니다. 나이, 운동 경험, 체력 수준을
고려하여 운동에 어느 정도 적응되고 나서 식단을 짜드렸습니다.

이 회원의 경우 세 자녀를 뒀습니다. 특히 엄마 손이 아주 많이 필요
한 시기의 자녀들을 키우고 있었기에 식단관리는 불가능의 영역이기
도 했습니다. 식단을 잘 관리하실 수 있게 적절한 타이밍에 체크하고
잡아드리는 건 제 할 일이니 어떠시냐 여쭤보면 '식단과 상관없이 너무
잘 먹고 있다'라며 환히 웃으며 농을 하곤 하셨지요. 상황을 이해하기
에 어느 순간부턴 식단 얘기는 하지 않고, '운동'만으로 결과를 잘 만들
어보려 했습니다.

어깨결림과 허리통증이 사라지다

식단은 못했지만 운동은 꾸준히 한 결과 '162/54.6/27.3%→
162/53.4/23.9%'로 반년 만에 체지방이 3.4% 빠졌습니다. 몸짱은 못됐
지만, 반년간 운동 시간이 누적되니 그녀를 괴롭히던 만성적 어깨결림
과 허리통증이 어느 순간 사라졌습니다. 사람 대 사람으로 시간이 쌓

이고 신뢰를 얻자 조심스레 직업을 말씀하셨는데 안과 의사 선생님이 셨습니다. 진료 특성상 늘 앉아서 현미경을 통해 환자의 눈을 들여다 보고 치료하는 자세를 유지하다 보니 거북목, 만성 어깨 결림과 허리 통증이 생긴 건데 운동을 통해 사라진 것입니다.

부상 투혼에 버금가던 40대 회원의 열정과 투혼

만 1년 4개월간 주 2회 운동하는 동안 회원님은 시간 여유가 있었던 날이 단 하루도 없었습니다. 앞서 말씀드렸듯 세 자녀의 엄마이자 의사의 삶을 살아가고 있으니 부족한 시간을 짜내 운동을 했습니다. PT 오실 때도 시간을 맞추기 위해 뛰어오셨고, PT 마치곤 기다리는 자녀를 위해 운동으로 풀린 다리를 이끌고 늘 뛰어나가셨습니다. 그 정도로 늘 시간이 부족했고, 심지어 먼 거리에서 오시는데도 주 2회 운동은 반드시 지키셨고, 아무리 힘들어도 포기하거나 적당히 하신 적이 없었습니다. 그 노력의 결과물이 현실에서 나타난 것입니다. 결코, 아무나 할 수 있는 일이 아닙니다. 특히 같은 상황의 저라면 못했을 일입니다.

저는 열심히 사는 분들을 좋아합니다. 응원하는 마음과 함께 제 스스로 자극을 받고, 더 열심히 살아야겠다고 다짐하게 됩니다. 그런 회원이었기에 제가 한 발짝 더 다가갔고, 마음을 열어주시니 자연스레 친해졌습니다. 구인, 경영, 삶의 마인드, 책, 가족, 고기 굽기 부심, 음악 등 별 얘기를 다 했습니다.

저는 수업 중 '나비-눈물도 아까워(2009)'가 나오면 종종 콧노래를 부르는데, 회원님도 이 노래를 매우 좋아하셨습니다. 레지던트 시절 무거운 적막과 긴장만 흐르던 수술방에서 고요를 깨는 건 라디오 음악이 전부였는데 2009년 당시 파격적인 가사의 그 노래가 나오면 묘하게 힘이 됐다고 하셨습니다. 의기투합한 우리는 수업 BGM을 '나비 메들리'로 채우고 박장대소하며 힘든 운동 시간을 즐겁게 채워갔습니다.

회원에서 귀인으로

앞서 말했듯 친해지니 별별 얘기를 하게 됐는데 몇 가지가 겹쳤습니다. 우선 생일이 같습니다. 확률로 치면 1/365입니다. 독자 여러분 주변엔 독자 여러분과 생일이 같은 분이 계신가요? 저는 이번이 처음입니다. 심지어 부모님의 직업도 같았습니다. 우리나라엔 만 가지 이상의 직업이 있을 텐데, 지금도 참 신기합니다.

2022년 초, 출근길에 경미한 교통사고를 당했습니다. 크게 다치진 않아 사고 당일에도 출근하여 수업을 진행했습니다. 수업을 하던 중 오늘 있었던 일을 얘기해드렸더니 회원님이 오열하셨습니다. 사연인즉슨 회원과 아주 가까운 지인이 교통사고로 고인이 되셨고, 슬픔을 꾹꾹 누른 채 간신히 운동에 오셨는데 공교롭게 같은 날 교통사고를 당한 제 얘기를 듣곤 가까스로 꾹꾹 눌러둔 슬픔이 올라온 것입니다. 한참을 숨죽여 울먹이다 간신히 진정하시곤 아주 어렵게 한마디 건네셨습니다.

"선생님, 사모님 과부 만드시면 안 됩니다."

사고 이후 경황이 없어 붕붕 떠 있던 저는 그제서야 사고당한 현실이 인지되며 안도의 눈물이 났습니다. 그 진심 어린 말씀은 제 마음에 온전히 와닿았고, 아직도 감사하게 남아 있습니다. 그날의 분위기, 공기, 감정, 말씀 모두.

귀인과의 헤어짐

2022년 말부터 회원의 개인사로 잠시만 안녕을 하고 있습니다. 그간 운동을 이어가신 것도, 없는 시간을 가까스로 만들어낸 덕분임을 제가 잘 알고 있습니다. 수업 시간은 물론 기간 내내 여러모로 감사했고, 이 책이 나올 수 있게 용기와 격려를 해주신 회원이라 책이 나오면 찾아뵙고 덕분에 가능했다는 감사를 꼭 전하고 싶습니다.

의사, 세 아이의 엄마이자 회원 자신의 삶을 살아가면서 때로는 자기에게 주어진 역할과 현실이 너무 힘들고 지치실 순간이 있겠지요. 그럴 때 가끔 이 책을 펼쳐보며 잠시라도 웃음 지으시고 힘을 얻으시면 좋겠습니다. 싱거운 얘기만 하던 지난날도 회상하고, 늘 응원해 드리고 있을 제 마음도 헤아려주세요. 회원님은 제게 귀인이십니다. 감사합니다.

평생의 교훈을 주신,
지금도 죄송한 노신사
60대 남성

오랜 시간 트레이너로 살아오면서 다행히 제 부상 외에 큰 굴곡은 없었지만, 평생 잊을 수 없는 한 가지 실수가 있었습니다. 오랜 시간 PT를 하면서 큰 굴곡 없이 지낼 수 있었던 건 바로 그 실수 덕분입니다.

노신사 회원과의 만남과 PT

호텔 피트니스에서 일하던 2012년 초, 새해 시작과 동시에 한 노신사 회원의 PT를 맡았습니다. 당시 나이는 65세, 목표는 건강관리. 건강관리가 절실하거나 PT의 필요성을 느껴서가 아니라 혼자 운동하기 적적하고 심심해서 PT를 한다고 하셨습니다.

PT 초기에는 가동범위를 늘리는 스트레칭과 움직임 위주로 수업했습니다. 크게 다치거나 아픈 데는 없었지만, 연세가 있다 보니 노화로 인한 불편함이 있었는데, 그런 것들을 2~3개월 만에 개선했습니다. 이후 몸이 많이 편해지고 밤에 잠도 잘 온다며 고마워하셨고, 저는 신이 나서 더 열심히 PT를 했습니다. 수업 내용이 좋다는 얘기가 트레이너에겐 바로 최고의 칭찬 아니겠습니까? 이렇게 초반 3개월가량은 운동할 수 있는 몸을 만드는 데 집중했습니다.

어느 정도 운동할 수 있는 몸이 된 4개월 차, 근력운동의 비중을 높여가며 맨몸 운동을 지도했습니다. 스쾃, 런지, 무릎 대고 팔굽혀펴기, 보조 턱걸이를 알려드리고 반복했습니다. 푸쉬업과 턱걸이는 강도를 낮춰서 하는데도 근력이 잘 안 늘었습니다. 반면 스쾃과 런지 등은 잘하셨습니다. 점차 반복 횟수와 세트 수를 높여도 잘 따라오셨습니다.

스쾃을 예로 들자면 5개씩 3~4세트로 시작했는데, 추후 20개씩 10세트로 늘렸고, 케틀벨을 쥐고도 무난히 해내셨습니다. 제가 보기에 근력, 근지구력, 협응력이 꽤 올라오신 것으로 판단되어 다음 단계를 구상했습니다.

6개월 이후에는 플라이오메트릭(plyometric) 형태의 운동을 추가했습니다. 플라이오메트릭은 쉽게 얘기하자면 몸의 탄성과 탄력을 이용하는 운동입니다. 점프 스쾃, 점프 푸쉬업 등이 이에 해당합니다.

우리는 나이가 들수록 속근의 비율이 저하됩니다. 운동을 안 하는 일반인이라면 애초에 다이내믹한 동작과 운동을 할 일이 없으니 더욱 그렇습니다. 플라이오메트릭을 통해 근육의 반응 시간을 단축하고 근신경계의 민감성과 반응성 향상을 통해 순발력과 민첩성을 개선시키는 것을 목표로 합니다. 이 운동의 효과가 누적되면 신체 탄력도 좋아집니다. 회원의 회춘을 돕고자 PT 중에 플라이오메트릭 운동을 조금씩 곁들였는데 이것도 잘 따라오셨습니다. 처음부터 시도했으면 다쳤을 수도 있겠지만, 반년 이상 가동범위와 유연성, 근력, 근지구력, 협응력을 키워서 문제가 없었습니다. 60대의 몸도 가능하다는 사실을 직접 체험한 시간이었습니다.

꾸준히 1년 이상 PT를 하다 보니 제 또래의 아들이 외국에 있다는 것을 알게 됐습니다. 아마 아들 생각에 제게 더욱 잘해주신 것 같습니다. PT 현장뿐 아니라 밖에서도 물심양면 저를 챙겨주셨습니다.

노신사 회원과의 비하인드 스토리

어느 날, 골프는 배워두면 쓸 곳이 있다며 골프 레슨을 권하셨습니다. 저는 골프에 관심이 없었지만 별생각 없이 '예'라고 대답했는데(남에게 신세 지는 걸 꺼리는 성격인데 왜 그랬는지 모르겠습니다), 며칠 뒤 정말 골프 프로를 붙여주셨습니다. 심지어 당시 가장 유명한 프로였습니다. 워낙 유명해서 찾는 곳이 많았고, 돈만 가지곤 애초에 접근도 불가능한 프로였는데, 노신사께서 재력과 친분으로 제게 붙여주신 것입니다. 프로와 제가 레슨 시간을 맞추는 단계까지 갔습니다. 그때서야 노신사 회원의 말이 빈말이 아님을 깨닫고 죄송하다며 사양했지만, 저는 이미 노신사 회원의 얼굴에 먹칠을 한 셈이 되었습니다. 너무 죄송했습니다.

한번은 본가에 가느라 며칠 쉬게 되었는데, 그 전날 전화를 하셨습니다.

"○○에 음식 예약해뒀어요. 집에 갈 때 챙겨 가세요."

휴가 당일, 음식점에 들러 음식을 찾았는데 그 양이 어마어마했습니다. 저는 차가 없었던지라 대중교통을 이용해 양손 가득 음식을 움켜쥐고 끙끙거리며 본가로 갔습니다. 도착해서는 제 회원이 준 것이라며, 가족 앞에 음식을 떡 하니 올렸습니다. 그리고 제가 이렇게 인정받는 트레이너라며 최선을 다해 잘난 체를 했습니다.

어느 날, 잘 가르쳐줘서 감사하다며 다른 트레이너들 몰래 팁을 주셨습니다. 처음엔 부담스러워서 한사코 거절했습니다. 이후 몇 차례 더 거절에 성공했지만, 계속 주려고 하셨습니다. 여러 번 거절하다가 딱 한 번 받고 나니 제 마음이 바뀌었습니다. 부담도 덜해지고, 그 상황이 익숙해지고, 심지어 기다리게 되었습니다. 기분이 참 묘했습니다. 예닐곱 차례는 받았던 것 같습니다. '일이 되게 만드는 사람은 될 때까지 하는구나. 자존심 내세우며 유난 떨던 나도 이렇게 돈에 타협하네. 나도 정말 별 볼 일 없는 사람이구나.' 이 사실을 경험으로 몸소 배웠습니다.

그렇게 저는 노신사의 '돈'에 중독되어 갔습니다. 당시 함께 일한 동료 트레이너들은 물론, 지금까지 이 사실을 아는 사람은 단 2명 밖에 없습니다. 저와 아내. 그래서 이 얘기는 쓸지 말지 고민했는데 실제 있었던 일이고, 어떻게 잘해주셨는지 감사를 표현하는 글이라 여기에 적습니다.

선선한 바람이 불던 어느 날, 노신사께 전화가 옵니다. 저녁을 함께 하자며 제 자취방에 차를 보내 픽업해주셨습니다. 식사 중에 진지하게

제가 좋아하는 선물

트레이너로 살면 회원으로부터 크든 작든 금전이나 선물을 종종 받습니다. 이걸 자랑하는 사람도 많습니다. 인정을 받는 셈이니 스스로도 기분 좋고 자랑할 만합니다.

저 역시 선물을 종종 받지만, 예나 지금이나 절대 SNS에 올리지 않습니다. 제가 받은 것을 올리게 되면 선물한 회원께는 더욱 기분 좋은 일이 될 수도 있을 것입니다. 마음 써주신 것에 대해 제가 공개적으로 고마워하고 감사를 표현하는 것이니까요. 이런 측면에선 받는 족족 올리고, 감사를 표하면 분명 좋을 것입니다. 그런데 제가 이런 걸 SNS에 올리고 주변에 자랑하는 순간, 이것을 알게 된 소비자 중 일부는 트레이너를 PT 비 외의 '돈'으로 사야 한다고 인식할 수도 있을 것입니다.

그 소비자 중에서도 현재 제 회원이 그 이야기를 듣거나 보게 된다면? 회원은 제게 금전적인 표현을 해야 할 것 같은 압박감을 느낄 것이고, 그렇게 하지 않으면 자신이 서비스 측면에서 불이익을 당할지도 모른다고 생각할 것입니다. 예전에 공공연한 관행이던 촌지나 뇌물처럼 말입니다. 저는 그게 싫어서 애초에 올리지 않습니다. 이미 PT 비용을 지불한 회원이 추가로 지불해야 할 비용은 없습니다. 저는 PT 비용을 선물로 받았으니, 믿고 맡겨주신 회원께 그 이상의 서비스로 보답해야 할 의무만 있을 뿐입니다.

이런 저도 선호하는 선물은 있습니다. PT 중이거나 종료 후 종종 받게 되는 손편지는 정말 좋아합니다. 마음을 담아 손수 작성한 회원의 글을 보면 회원의 음성이 지원되며, 더 깊게 교감이 됩니다. 비즈니스 관계를 넘어 사람 대 사람으로 편지를 준 거고, 또 저의 노력을 감사히 여겨 준다는 생각에 행복합니다. 저는 마음이 담긴 편지를 아주 좋아합니다. 편지만큼은 저도 자랑하고 싶습니다.

이런 말씀을 하셨습니다.

"상가가 있는데, 헬스장 하기 좋아요. 크기도 적당하고. 해볼래요? 돈 받을 생각은 없어요."

골프 레슨 사건을 통해 종종 그분의 말씀이 빈말이 아님을 경험했기에 이때는 바로 거절했습니다. 나중에 몇 차례 더 이야기가 나왔지만, 한사코 거절했습니다. 제안을 받은 2012년 당시에도 제 업장을 가지는 것이 꿈이었지만, 제 경험을 좀 더 쌓은 뒤 '자력 오픈'하고 싶었습니다. 이후 저는 부상을 겪으며 4년여를 방황했고, 제 계획보다 많이 늦은 2019년이 되어서야 PT 전문점을 열 수 있었습니다. 시기는 많이 늦어졌지만, 지금도 제 결정에 만족합니다. 그분 성격상 제게 뭘 바라지도 않으셨겠지만, 저는 남의 돈으로 뭘 한다는 것이 꺼림칙했고, 지금도 그 생각은 같습니다. 이처럼 다방면에 물심양면 제게 마음을 써주신 분이셨습니다.

노신사 회원의 PT 거부

PT 시작한 지 1년이 훌쩍 넘은 어느 날부터 회원이 PT를 안 하기 시작했습니다. 운동과 사우나는 매일 하시면서. 아무리 바빠도 주 1회는 수업을 하셨던 분이, 출석은 하면서도 수업을 계속 차일피일 미룹니다. 조금 쉬었다 하신다기에 기다렸습니다. 한 달이 지나도 요청이 없어서 언제 할지 다시 여쭸더니 좀 더 쉬겠다고 하시는데, 차가움이 느껴졌습니다. 수업만 안 하는 게 아니라 따스하게 절 바라보던 눈빛이 예전 같지 않았습니다. 전 이유를 도무지 알 수 없었습니다. 답답하지만 더 이상 물어보지 않는 것이 좋겠다는 느낌을 받았습니다. 연인으로 치면 권태기라는 표현이 딱 적절한 시기였습니다. 트레이너인 '저'를 멀리하는 이유도 모르는 채 불편한 나날이 이어집니다.

어느 날, 근무 중 팀장이 저를 다급하게 찾았습니다. 불려가서 엄청나게 혼났습니다. 주변 근무자들이 불편하고 민망할 정도로.

– 1년 이상 수업을 했더니 재미없다. 맨날 똑같은 것만 한다.

가슴이 철렁하고 얼굴이 화끈거렸습니다. 지루해한다는 것을 인지조차 못 했으니. 그런데 그게 끝이 아니었습니다.

– 마지막 PT를 한 이후 허리와 골반 쪽이 너무 불편해졌다. PT 하기가 겁난다. 당분간은 계속 PT를 좀 쉬겠다.

이어진 말에 정말 혼란스러웠고 그 순간부터 죄책감에 빠졌습니다. 그제야 저는 '플라이오메트릭' 운동이 어느 순간 노신사 회원께 상해를 입힌 것을 알게 되었습니다. 지금껏 강도 조절을 잘했다고 생각했지만.

60대의 몸에 대한 이해가 없던 저는 완급 조절에 실패했고, 그게 회원의 불편으로 이어진 것입니다. 나이가 들수록 신체 탄력, 유연성, 근력, 협응력이 떨어져 부상의 위험성이 높고, 같은 운동을 해도 회복이 더딥니다. 일반인들도 아는, 근거를 찾을 필요도 없는 상식입니다. 완급 조절을 잘했다고 생각했지만, 회원의 몸에 큰 불편을 초래한 것입니다. 이 얘길 제게 직접 하면 좋았겠지만, 그 간의 정이 있으니 직접 얘기하기가 어려우셨을 테고, 어지간하면 그냥 덮어주고 싶으셨을 텐데 몸이 계속 안 좋으니 이래저래 속앓이하다 얘기가 툭 나왔겠지요. 저는 노신사께 PT 언제 하실 거냐고 재차 물었으니 남의 속도 모르는 제가 얼마나 미웠을까 싶었습니다.

왜 저를 피하는지 그제야 모든 의문이 풀렸습니다. 건강하려고 한 PT를 통해 오히려 몸을 상하게 해드렸으니 얼마나 죄송한지…. 더군다나 2012년은 제 부상의 시발점인 허리 부상을 연이어 겪고 그로 인한 일상의 불편과 고통을 체감했기에 그 죄송함과 죄책감이 물밀듯이 밀려왔습니다. 늦은 대로 어렵게 진심 어린 사과와 함께 현재 상태를 여쭸지만, 노신사 회원의 마음은 이미 오래전부터 닫힌 상태. 사과를 받아준들 회원의 불편함이 사라지는 것도 아니니 정말 발만 동동 굴렀습니다. 눈 뜨고 있는 매 순간순간이 괴로웠고, 하루하루가 힘들고 죄송했습니다. 자책으로 시작한 하루는 자책으로 끝났습니다.

이직, 노신사 회원과의 이별

불편한 나날이 지속되던 어느 날, 저는 이직이 확정되어 이 사실을 말씀드리고 더는 PT를 할 수 없음을 전했습니다. 이직하지 않았더라도 저는 완전히 위축되어 더 이상 노신사 회원을 PT 할 자신이 없었습니다. 제가 자신이 있다 한들 제게 다시 몸을 맡길 리도 없었습니다. 이직 소식을 들은 노신사 회원의 반응은 미지근했습니다. 시간이 흘러 마지막 근무 날이 되었습니다. 회원은 안 나오셨고, 직접 뵙고 인사를 드리지 못했습니다. 1년 3개월가량 운동하며 정도 들었고, 큰 죄를 지은 죄송한 마음 때문에 꼭 인사를 드리고 싶었으나 그러지 못했습니다. 그분이 마음이 불편해서 미리 피한 거라고 생각합니다. 아마 마지막 근무 때 뵀다면 전 눈물이 왈칵 터졌을 것 같습니다. 그분 입장에선 제가 믿겠지만, 그분 심성에 우는 절 보면 역시 마음이 편치 않으셨을 것 같습니다. 끝내 인사를 드리지 못했습니다. 이직 이후 몇 차례 전화를 드렸으나 전화를 안 받으셨습니다.

그 이후

2012년 말 시작된 허리 부상이 이후 만성화되고 이로 인해 운동뿐 아니라 삶 자체에 흥미를 잃으며 자존감도 바닥을 쳤습니다. 제 직업조차 놓을 뻔했지만 몇 년의 방황을 거치면서 트레이너로 쭉 살고 있습니다.

아마 노신사 회원과의 그 일이 아니었다면 지금까지 PT를 하면서 좀 더 많은 회원에게 상해를 입혔을 가능성이 큽니다. 어쩌면 문제가 커져서 그때보다 더한 일을 겪었을 가능성도 큽니다. 그랬다면 제 트레이너 인생에 훨씬 더 굴곡이 컸겠지요.

벌써 10년도 더 지난 지금도 노신사 회원과의 수업 시간이 종종 생각납니다. 제 전화번호는 아직도 그대로라 기대하는 마음이 있지만, 전화주실 일은 앞으로도 없겠지요. 011이셨는데 이젠 번호도 바뀌었겠지요….

노신사 회원은 이제 70이 훌쩍 넘으셨으니 제가 마지막으로 뵈었을 때보다 훨씬 더 연로하셨겠지요. 살아 계실 때 연이 닿아 길에서라도 뵙게 된다면, 그때 다치셨던 몸은 어떤지 다시 한번 여쭙고 사죄드리고 싶습니다. 저로 인해 잃어버린 건강의 일부라도 조금은 채워드릴 자신이 지금은 있는데….

노신사 회원을 다치게 한 이후로는 PT 하다가 잘못돼서 회원이 불편해졌단 애기는 단 한 번도 듣지 못했습니다. 애초에 그런 상황을 만들지 않기 위해 매일 PT 시작 전 회원의 컨디션을 체크하고, 연령과 컨디션에 맞춰 운동 강도를 매시간, 매 세트 조절합니다. 저는 노신사 회원과의 PT 사고 후 회원에게 투혼을 강요하지 않습니다. 성실은 요구합니다. 회원의 운동 동작, 당일 컨디션 등이 제가 보기에 편안치 않으면 무조건 기본으로 갑니다. 기록이나 회원의 한계에 도전은 커녕 응용 운동도 가급적 안 합니다. 그냥 현 상황, 현 몸 상태에서 할 수 있는 것만 최선을 다해 최대한으로 뽑아내려 합니다. 그렇게 조심, 또 조심합니다. 마치 연로한 부모님이 다 큰 성인 자식에게 차 조심하라고 말씀하시는 그 마음으로. 11년이 지난 지금도 노신사 회원의 영향력 아래 PT 수업을 하며 살고 있습니다.

내 인생의 감사한 분들

2011년, 처음 책을 써야겠다는 생각을 했습니다. 12년이 지난 2023년에 현실로 이뤄졌습니다. 많은 분들의 도움과 배려가 아니었다면 애초에 불가능했을 일입니다.

지금껏 저와 함께 운동해주신 회원님들, 어려운 시기에 함께 고생하신 건강해짐 박재영, 박진우, 이정은 선생님. 존경하는 이촌동 에스퍼스널트레이닝 이창건 대표님. 필요할 때 항상 발 벗고 도와주신 센드버드 최호석 소프트웨어 엔지니어님. 권요한, 김기석, 김기연, 김은주, 김용환, 김학진, 나종삼, 배수지, 장광호, 정용현, 정주아, 윤경서, 이강용, 이나은, 이수정, 이시영, 이지선, 이호동, 엄주연, 임지원, 조호섭, 최지미 선생님.

감사합니다.

세이노 선생님 저는 22세까지 삶의 방향이 없었습니다. 23세 때 우연히 세이노 선생님(다음카페 '세이노의 가르침')의 글을 읽게 됐습니다. (그분은 일가친척이 전혀 없는 가운데 부모를 일찍 여의고, 가난 때문에 고교를 4년 만에 졸업할 정도의 암담한 현실을 딛고 자수성가하여 부자가 됐습니다.) 삶과 일에 대한 마인드와 자신이 평생 겪어온 시행착오를 토대로 세상 살아가는 지혜를 나눠주신 글입니다. 이 글에 흠뻑 빠진 저는 글대로 살고자 한때 선생님 흉내를 냈습니다. 아직도 제 삶과 이 글 곳곳에 선생님의 흔적이 배어 있습니다. 선생님의 글은 제 20대의 삶과 행동의 지침이었고, 지금의 저를 있게 해주셨습니다. 뵙기는커녕 통화 한번 한 적 없지만, 선생님이 안 계셨다면 이 책도 없었을 것입니다. 선생님 덕분입니다. 감사합니다.

올림 출판사 이성수 대표 제가 가장 좋아하는 운동 관련 책은 올림에서 2013년에 발행한 『운동 미니멀리즘』입니다. 만 10년째 변함이 없습니다. 그래서 제가 책을 쓴다면 올림에서 내고 싶었는데 현실이 됐습니다. 이성수 대표님은 유명하지도 않은 제 글을 높게 사주셨습니다. 집필 과정 내내 늘 저를 배려해주셨습니다. 부족한 글을 두고두고 읽을 수 있는 책으로 만드시느라 고생하신 편집진에게도 감사드립니다. 올림 이성수 대표님과 편집진이 계셔서 이 책이 나올 수 있었습니다. 감사합니다.

천안 두신경과 권준우 선생님 원고를 다 쓴 다음, 책 내는 걸 포기한 적이 있습니다. 제 수준에서 할 수 있는 노력을 다했기에 미련이 없었습니다. 원고를 준비하던 시절부터 포기하던 그날까지 뒤에서 도와주신 분이 권준우 선생님이셨습니다. 포기했다고 말씀드리며 오랜 기간 귀한 시간만 뺏고 호의에 보답 못 한 죄송함과 그간의 감사 인사를 전했습니다.

뜻밖의 상황이 펼쳐집니다. 책 낼 수 있게 도와주시겠답니다. (심지어 저희는 생면부지의 사이입니다.) 덕분에 저는 다시 글을 쓸 수 있었습니다. 지금껏 선생님께 드린 것도 없고, 선생님 역시 제게 바란 것이 전혀 없습니다. 처음부터 지금까지 선생님의 호의 덕에 가능했던 일입니다. 그 시간이 만 4년이 넘습니다. 만 4년 넘도록 선생님은 사람 대 사람으로 저를 항상 존중해주셨고, 작가로선 글을 통해 항상 헌신해주셨습니다. 영화에서 볼 수 있는 기적의 순간을 제가 경험했습니다. 권준우 선생님, 감사합니다.

세상에서 하나뿐인, 사랑하는 우리 아내 제 삶에서 가장 잘한 일을 꼽자면 아내를 만난 것입니다. 아내는 제 삶의 가장 큰 선물입니다. 결혼 이후 아내를 사랑하는 마음과 감사, 신뢰 역시 더 커지고 탄탄해졌음을 늘 실감합니다. 저는 다시 태어나도 아내를 또 만나고 싶습니다. 아내와의 연애 초반 제 허리 부상은 만성이 됐고, 곧이어 목디스크와 팔꿈치 외측 상과염도 생겼습니다. 연애의 달콤함이 끝나기도 전에 아내에게 참 많은 스트레스를 줬습니다. 저는 스스로의 좌절감 때문에 늘 예민했습니다. 입장 바꿔 제가 그녀였다면, 저는 주저 없이 헤어졌을 것입니다. 아내가 저를 떠났다면 저는 제 잘못을 돌아보기보단 그녀만 원망하며 사람에 대한 불신으로 가득 찬 채 남은 생을 살았겠지만, 아내는 그렇게 예민한 저를 그저 측은히 여기고 보듬으며 연애 시절 이미 제 반려자가 되어줬습니다.

아내는 제가 아는 사람 중 가장 인간관계를 잘하는 사람입니다. 아내가 있는 공간은 늘 웃음이 끊이지 않으며, 어색한 자리도 금세 화기애애해집니다. 베풂과 경청으로 상대를 편안하게 해줍니다. 아내를 직접 대면해본 제 지인들 역시 공감하는 내용인데, 그 비결은 결코 티 내지 않는, 소리 없는 배려에 있습니다.

또한 삶의 태도가 모범적인 사람 중의 한 명입니다. 삶에서, 또 일에서 어렵고 난해한 일을 겪어도 씩씩하고 의연하게 대처하며, 복잡한 상황을 단순화시켜 일이 되게끔 만드는 걸 오랜 시간 수십 차례 봐왔습니다.

30대부터의 제 삶은 이런 아내로 채워져 있고, 지금껏 아내 덕분에 인간으로서 참 많이 성장하고 발전했습니다. 지나간 전성기를 그리워하기만 하던 제가 일어서서 또다시 전성기를 만들어가고 있는 건 아내의 내조 덕분입니다. 속 깊고, 지혜롭고, 열심히 살아가는 아내를 세상에서 가장 존경합니다. 지금껏 아내로부터 받은 무형의 배려와 헌신, 사랑을 살아가는 동안 계속 갚아나가고 싶습니다.

애초에 양가 부모님이 없었다면 우리도 없습니다. 부모님께서 삶의 본을 보이지 못하셨다면 저희 역시 이렇게 자라지 못했을 것입니다. 부모로서 늘 미안하다고 하시지만, 더 해주지 못했다고 미안해하지 않으시면 좋겠습니다. 저희에게 해주실 수 있는 최고의 것만 헌신적으로 해주신 걸 잘 알고 있습니다. 당신들의 청춘과 젊음을 다 바쳐 저희를 키워주셨으니 남은 생은 오로지 당신들을 위해 살아가시면 좋겠습니다. 근력운동도 챙기시면 더욱 좋겠습니다. 자식들에게 짐 되지 않으려 지금도 열심히 살아가시는 양가 부모님이 늘 자랑스럽습니다. 감사합니다. 사랑합니다.

양가 부모님께 최고의 효도는 우리 부부가 당신들처럼 금실 좋게 사는 것입니다. 그래서 이 책은 제가 가장 좋아하고 사랑하는 친구인 우리 아내에게 바칩니다.

심주형

3개월 식스팩은 믿지 마세요

영화 〈바람의 파이터〉에서 최배달은 싸움 전 늘 몸을 씻습니다. 만일 싸우다 죽게 돼도 자신의 시체는 흉하지 않았으면 좋겠다고, 더러운 내의 따위는 절대 보이고 싶지 않다고 말합니다.

급성 담낭염 진단을 받고 대학병원 응급실로 가기 전, 관사에 짐을 챙기러 왔던 저는 욕실에 들어가 정성스럽게 몸을 씻었습니다. 그리고 새 속옷을 꺼내 입었습니다. 의사라는 직업 특성상, 앞으로 어떤 일이 벌어질지 예측할 수 없다고 생각했던 모양입니다. 아내와 아이들에게는 미안한 이야기지만, 최악의 상황까지도 염두에 두었던 것 같습니다. 담낭이 터지기 일보 직전이었기에 사실 상황은 좋지 못했으나, 다행히 수술이 성공적이었고 저는 목숨을 건질 수 있었습니다.

원인은 담석에 의한 만성 담낭염이 진행되다가 담석이 담관을 막으며 급성 담낭염으로 변화되었던 것 같습니다. 돌이켜보니 수년간 만성 피로와 면역력 저하 등을 겪었던 기억이 납니다. 그 발단은 2010년경 3개월 식스팩을 만들겠다고 갑작스럽게 운동을 시작했던 것이 아닌가 싶습니다. 당시 3개월 만에 식스팩을 만드는 것이 유행했었습니다. 저도 3개월 만에 14.5킬로그램을 감량했고 희미하게나마 식스팩을 만들기는 했습니다만, 지나친 탈수와 체중 감량으로 인해 담석이 형성되어 결국 담낭을 제거하게 된 것입니다.

지금 남은 것이라고는 요요로 인한 체중 증가와 사라진 담낭, 배 여기저기에 생긴 수술 자국뿐입니다. 하나 더 있기는 하네요. 그 당시에 찍은 보디 프로필 사진. 목숨과 바꿀 뻔했던 사진치고는 좀 초라하긴 합니다.

조금만 방심하면 체중이 느는 체질이라 저의 삶은 다이어트와 요요로 점철되어 왔습니다. 그러다 보니 자연스럽게 그쪽 분야에 관심을 갖게 되었습니다. 그동안 이런저런 책을 읽으며 정리해왔던 글들이, 우연한 기회에 책으로 엮이게 되었습니다.

독자께서는 이 책을 통해, 3개월 식스팩 같은 것에 현혹되어 저와 같은 실수를 범하지 마시고 점진적이고 꾸준한 운동을 통해 다이어트도 하면서 건강해지시고 담낭을 잃는 일이 없으시기를 바랍니다. 쉽고 빠르게 얻을 수 있는 것은 없나 봅니다.

대표 저자이신 심주형 트레이너와는 참 묘한 인연입니다. 출판에 관한 글을 연재하다 메일을 주고받으며 조언을 해드리곤 했는데, 어쩌다 보니 같이 책을 내게 되었습니다. 옷깃만 스쳐도 인연이라는데, 이제는 메일만 스쳐도 인연이 되는 시대가 되었나 봅니다. 덕분에 좋은 책을 함께 만들 수 있어 기쁩니다. 감사의 말씀을 드립니다.

항상 많은 도움을 주는 천안 두신경과의원 원장님들과 직원들에게 고마움을 전하고 싶습니다. 좋은 책을 만드느라 고생하신 올림 이성수 대표와 편집진에게 감사드립니다.

마지막으로, 항상 옆에서 힘이 되어주는 아내 나경과 두 딸 보경, 유빈에게 사랑과 감사를 전합니다.

권준우

심플 피트니스

건강해짐 이야기

건강해짐은 회원들께 평판이 아주 좋습니다. 리뷰를 보고 오신 회원들은 사장님이 쓰셨냐고 묻기도 하시지요. 수업 내용은 물론 트레이너 선생님들을 좋게 봐주시는데, 그분들이 잘해준 덕분입니다. 좋은 선생님들과 함께 앞으로도 실력, 인성, 서비스로 인정받고 싶습니다. 결이 비슷한 트레이너들이 저와 함께해온 노력을 얘기하고 싶고, 이러한 움직임이 서비스 제공자와 소비자 모두를 위한 피트니스 문화로 확대되길 염원합니다.

트레이너로서의 제 지난날들

몸짱을 위해 운동하며 트레이너로 살아가던 저는 무리하게 운동하다 20대에 심각한 허리 부상을 겪습니다. 몸이 아프니 마음도 망가져 자책하면서 4년가량 불면의 밤을 지새웠습니다. 건강을 자신하던 제가 건강을 잃고 나서야 건강의 소중함을 온몸과 마음으로 깨닫게 됩니다. 이를 계기로 운동의 목적을 건강으로 바꾸었습니다. 사실 운동을 하는 대부분 회원의 목적도 건강입니다. 근력과 체력 향상, (몸에 불편한 부위가 없고, 나올 데 나오고 들어갈 데 들어간) 적당한 체지방률과 건강한 몸, 통증 해소, 젊음 유지, 부상 방지, 스트레스 관리, 식습관 개선 등 '건강' 그 자체가 목적인 경우가 많습니다. 다친 뒤 병원 다니며 살아보니 환자의 마음까지 자연스레 알게 되더군요. 환자로 살던 기간 내내 좋아지기 위해 여러 가지로 노력했습니다. 공교롭게 다치기 1년 전, 재활 관련 교육을 두 군데서 총 100시간 이상 이수했고, 배운 내용을 복습해서 이미 잘 정리해둔 상태였기에 운동으로 극복할 자신이 있었습니다. 익힌 내용을 제 몸에 적용하며 관찰했는데, 일정 기간 꾸준히 했는데도 전혀 호전되지 않았습니다. 진료와 치료가 우선인데, 운동을 계속하니 오히려 더 나빠졌습니다. 회복될 수 있는 골든타임도 놓쳤습니다. 그제서야 자신이 백면서생임을 깨닫고 뒤늦게 전문가를 찾아갑니다.

소비자로서 제가 만난 여러 선생님과 일화들

의사, 물리치료사, 트레이너 선생님들께 다양한 치료와 PT를 받았습니다. 각각 전문 영역이 다르다 보니 결국 이분들이 모두 필요하더군요. 이를 계기로 지금은 다쳤을 때 의사 선생님께 진단과 치료부터 받습니다. 운동치료까지 가능한 물리치료사 한 분은 저도 모르고 있던 제 몸의 문제점도 잡아주셨습니다. 그 선생님의 손을 타면 컨디션이 즉각 개선되는 경험도 여러 번 했습니다. 지금은 물리치료사 출신의 트레이너도 꽤 있고, 트레이너들도 그 분야의 자기계발을 지향하기에 해줄 수 있는 범위가 조금은 겹치기도 하지만, 각 영역마다 깊이의 차이는 분명히 존재합니다.

반면, 불쾌한 경험도 다수였습니다. 지명해서 치료를 부탁드리고 찾아갔는데도 제 동의 없이 문하생에게 치료를 맡긴 물리치료사, 재활로 유명한 트레이너와 유선 상담을 받고 자신 있다고 해서 찾아갔더니 폰이나 만지며 제 증상과는 관련 없는 운동을 시키고 PT 시간 내내 자화자찬과 자기 주변 사람 깎아내리기만 일삼던 백해무익 PT. 최소한의 성의도 없어 돈과 시간 날리고 귀 썩으며 마음 상하는 PT를 경험했습니다.

전자는 얘기해서 남은 기간 제가 원하던 치료사에게 치료를 받았고, 후자는 얘기했더니 자기 뜻은 그게 아닌데 제가 아프다 보니 예민해서 그렇게 들은 것 같답니다. 하나하나 조곤조곤 행동을 짚어줬더니 그제서야 아주 공손히 사과했습니다만 면피성이지요. 그날, 스트레스로 없던 두통이 생겨 며칠 고생했습니다. 채 2년이 지나지 않아 해당 트레이너는 잠적을 하게 됩니다. 그로부터 PT를 받은 수많은 사람들의 폭로글이 끝없이 터지며….

재활과는 별개로 보디빌딩 시합 준비를 하던 2012년 초, 당대 최정상의 보디빌더에게 PT를 받은 적이 있습니다. 사람 자체도 선했고, 그 위치에서도 겸손 그 자체셨습니다. PT 수업을 받다 보면 담백하게 별말이 없었음에도 그분의 진정성이 저에게 전달되었습니다. 선배 트레이너이자 사람으로서 귀감이 된 그분은 11년이나 지난 지금도 최정상이고, 이젠 일반인에게도 유명인이어서 갓○○으로 불리는데, 잘되셔서 제가 기쁩니다(저와 친분은 전혀 없습니다).

건강해짐의 시작

물리치료사와 트레이너 선생님들께 지속적으로 배우며 재활의 시간을 쌓아갑니다. 4년 이상 쌓이자 기적처럼 허리가 좋아집니다. 아프다 보니 제 몸의 컨디션에 대한 민감성이 발달합니다. 어떻게 어디까지 운동하고 관리하면 다치고, 어떻게 어디까지 운동하고 관리하면 괜찮은지를, '정상과 부상의 경계'를 경험으로 알게 됩니다. 이걸 회원의 PT에 그대로 적용합니다. 핵심 운동 몇 가지만 꾸준히 하면서 음식과 수면의 좋은 습관을 누적시키니 부상 없이 좋은 결과가 빨리 나오게 됩니다. 결과를 본 회원은 재미가 붙습니다. 더불어 마음도 건강해지고, 삶 자체가 건강해짐을 회원 스스로 체감합니다. 이 선순환을 지속적으로 전해 드리며 회원의 삶에 도움이 되고자 필요한 요소들을 생각해보니 '미니멀리즘'이었습니다. 업장 면적, 기구 모두 최소한의 핵심만 있으면 됩니다. '몸과 마음의 건강해짐을 기본으로 삶 자체의 건강해짐'을 드리고 싶었던 저는 1:1 PT만 전문으로 하는 '건강해짐'을 그렇게 오픈합니다.

구인의 갈림길

개업 이후 지금까지 단 한 번도 가격 이벤트를 하지 않은 결과, 오픈발을 전혀 못 받았습니다. 각오했던 일입니다. 시간이 많았던 저는 어쩌다 오신 회원 한 분 한 분의 결과를 만드는 데 집중했습니다. 잘 따라준 회원 덕에 결과가 좋았고, 차차 회원이 늘어나 구인의 갈림길에 섭니다. 저는 중심보다 변방, 인싸보다 아싸, 이끌기보다 묻어가는 것이 지금도 잘 맞습니다. 'Just do it!' 마인드인 아내도 구인만큼은 유일하게 말렸습니다.

앞서 들려드린 일화들처럼 트레이너로 겪은 동료들의 모습과 소비자로서 본 좋은 트레이너, 나쁜 트레이너에 관한 경험을 정리합니다. 그 결과, 제 기준에 드는 트레이너라면 회원에게 충분히 도움을 드릴 수 있겠다는 판단이 섭니다. 그러려면 회원을 대신해 제가 철저히 검증하는 수밖에 없습니다. '내 기준에 들면 함께 일하고, 아니면 혼자 해야겠다.'라고 결심하고, 구인을 시작합니다. 건강해짐의 채용 절차와 세부 사항들, 함께 알아보실까요?

채용 절차와 세부 사항들
- 트레이너 이전에 사람으로서 기본 매너, 인성이 아주 좋아야 함. 비흡연자. 시간 엄수.
- 1차 : 서류 전형
- 2차 : 메일 인터뷰
- 3차 : 대면 인터뷰. 보통 90~120분 소요. 구직자께 '면접비' 지급
- 4차 : 3~4일간 총 10시간 교육. 교육 완료 후 '교육비' 지급
- 5차 : 정식 계약(교육 후 서로 맞으면)

독자께서 트레이너라면 이 과정을 감수하시겠습니까? 심지어 별도

의 휴식 공간도 없고, 수업 10분 전까진 출근해야 합니다. 이런 조건이라 구직자들의 눈길을 끌기가 어려워 가려 뽑을 형편이 아닌데도 배우자 고르듯 해왔습니다. 이후엔요? 일하면서 실수하면 싫은 소리도 들어야 하고, 일이 익숙해지면 팀플레이에도 힘써야 합니다. 동료와 전체 상황을 봐야 합니다. 누군가 어려움에 처해 있을 땐 슬며시 도와줘야 하니 종종 손해보는 느낌이 들지도 모릅니다. 일에 대한 기준도 높고 깐깐하니 누군가에겐 악덕 사장일 것입니다. 이 과정에서 수많은 시행착오를 겪으면서 수정 보완한 만 4년의 '결과물'이 저를 포함한 건강해짐의 트레이너들입니다. 세상이 변해감에 따라 이 절차와 인재상이 무가치해지면 저는 또 다른 방법을 찾아 회원에게 도움이 될 수 있게 할 것이며, 제가 찾는 인재가 없다면 언제든 혼자로 돌아갈 마음의 준비가 되어 있습니다.

실력 좋고 인성도 훌륭한 트레이너들에게

양아치라는 평을 듣는 트레이너도 있지만 훌륭한 트레이너도 많다는 사실을 저는 경험으로 알고 있습니다. 전자는 자신의 부족함을 모르고, 후자의 트레이너들은 이미 충분한데도 계속 자신을 다듬습니다. 결국 누가 환하게 웃을까요? 회원은 절대 바보가 아닙니다. 알고 있습니다. 그러니 이미 훌륭한 트레이너들은 앞으로 잘될 일만 남았습니다. 트레이닝 스킬뿐만 아니라 사람으로서 쌓인 삶의 경험과 지혜를 회원에게 드리면 PT 시간은 더욱 귀해질 것입니다.

세상은 흔히 트레이너를 살 빼주는 사람으로 인식하지만, 저는 회원의 삶 자체를 새롭게 만들어드릴 수도 있는 조력자라 여깁니다. 내 일을 정의하기에 따라 회원에게 드릴 수 있는 가치가 달라집니다. 그러려면 먼저 회원에게 신뢰를 받아야 합니다. 선생 소리 듣는 직업인으로서 최소한 내 회원에게만큼은 언행에 모범이 되면 신뢰를 주십니다. 실력과 인성을 지닌 트레이너들이 인정받는 세상은 이미 시작됐습니다. 각자의 위치에서 계속 성장하고 훈련하며 주변에 좋은 영향을 끼칠 수 있길 응원합니다.

향후 계획

'아직도 수업 하는 게 너무 좋은데, 회원을 직접 모시고 수업할 수 있는 시간이 얼마 남지 않았다.'라는 생각을 2022년에 처음 했습니다. 트레이너는 계속하되 수업보다 인재 양성, 기획, 관리, 경영, 컨설팅으로 보내는 시간이 많아지겠지요. 제가 성장해야 우리 선생님들께 좋은 영향을 미칠 수 있고, 회원들께는 훌륭한 트레이너를 자신 있게 소개할 수 있습니다.

제게 가장 중요한 가치는 '시간'입니다. 유한한 삶에서 건강하고 행복하게 시간을 쓰고 싶습니다. 신뢰하는 사람들과 일하고 싶고, 좋아하는 회원과 수업을 하고 싶습니다. 현재 그런 형태로 살아가고 있습니다. 서로의 필요에 의한 비즈니스로 만났지만, 세월이 지나 각자의 지난 삶을 돌아봤을 때 이곳 건강해짐에서 보낸 시간들이 아름답길 바랍니다. 빙그레 미소 짓고, 그리워할 수 있게…. 함께하는 시간 동안 선생님과 회원들께 제 할 일을 한다면 충분히 가능하리라 믿습니다. 적당히 취미로 해야겠다고 오픈한 4년이 쌓여 이렇게 발전한 사실에 이미 만족하고 감사합니다. 미련 없이 일했고, 일하고 있습니다. 낭만적이고 꿈같은 얘기지만, 아직도 순진한 저는 미래에도 제가 선택한 트레이너와 회원에겐 '우리 대표님', '우리 선생님', '우리 건강해짐'이 되고 싶습니다.

누구나 때로는 너무 고되고 지칠 때가 있습니다. 지친 회원의 몸과 마음이 이곳에서 위로받고 힐링이 될 수 있게 아늑하고 편안한 '리틀 포레스트'의 공간이 되길 희망합니다. 일상에 지친 회원께 '몸과 마음의 건강해짐을 기본으로 삶 자체의 건강해짐'을 만들어드릴 수 있길 염원합니다.

정현종 시인의 '방문객'이라는 시를 아시나요? '사람이 온다는 건 어마어마한 일'이라는 표현이 나옵니다(읽어보시길 권합니다). 회원님들이 건강해짐에 오시는 것은 '어마어마한 일'이자, '회원님의 삶이 온다'고 생각해왔고, 지금도 변함 없습니다.

끝없이 변해가는 세상에서도, 사람이 중심에 서는 건강해짐의 문화만큼은 앞으로도 지속해나가겠습니다.

아현 건강해짐 화랑(花郎) 심주형 드림

심플 피트니스

초판 1쇄 발행 | 2023년 7월 5일

지은이 | 심주형 · 권준우
펴낸이 | 이성수
주간 | 김미성
편집장 | 황영선
디자인 | 여혜영
마케팅 | 김현관
펴낸곳 | 올림
주소 | 07983 서울시 양천구 목동서로 77 현대월드타워 1719호
등록 | 2000년 3월 30일 제2021-000037호(구:제20-183호)
전화 | 02-720-3131 | 팩스 | 02-6499-0898
이메일 | pom4u@naver.com
홈페이지 | http://cafe.naver.com/ollimbooks

ISBN 979-11-6262-057-1 13510

매 수업마다 편한 분위기와 체계적인 운동법으로 목표하던 체중 10키로 감량을 어렵지 않게 할수있었습니다. 가격은 부담스러운 부분이 맞지만 결과를 생각했을때 전혀 아깝지 않았어요! 무엇보다 선생님이 친절하게 가르쳐주셔서 너무 좋았습니다! 추천해요~
⟨kim9501038⟩

기대했던대로 꼼꼼한 상담. 체계적인 수업으로 원하는 목표달성은 물론, 그저 pt 20회로 끝나지 않고 운동을 지속하게끔 알려주셔서 앞으로도 운동 홀로서기를 할 수 있다는 근거있는 자신감이 생겼습니다
다시 이곳에 등록한 두달전 나자신 칭찬해
⟨j95****⟩

한마디로, 믿을 수 있는 피티샵이에요. 1:1로 맞춤 플랜으로 운동할 수 있는것은 기본이고, 정확한 자세로 부상을 방지할 수 있도록 신경을 많이 써줍니다.
심신을 단련하는것 외에는 쓸데없는 영업이나 참견도 없기 때문에 그냥 다른 생각 안하고 운동배우기 좋습니다. 그래서인지 멀리 이사가서도 계속 다니시는분들 많은듯
⟨yonghy40⟩

대표님이 워낙 섬세하셔서 각 회원의 컨디션에 맞추어 신경써서 봐주시는거 같아요. 운동 스케줄도 가급적 원하는 시간에 맞추어 주시려고 노력하고요. 너무 만족했습니다.
⟨YOONSEONLEE30⟩

체지방 5.1kg 감량에 성공하였고 근육량은 오히려 1.2kg가 증가하였습니다..
마지막 인바디 수치 그대로 작성합니다..
얼마나 좋길래 리뷰가 이렇게 좋을까 했는데 경험해보니 알겠습니다..
사회생활로 녹초가 된 저에게 정말 따뜻한 힘이 되고, 운동도 할 수 있는 그런 공간이었습니다..
그와중에 식단으로 스트레스 안주시고..오히려 더 먹으라고 잘 챙겨먹으려고 카톡도 챙겨주시고
먹고싶은 것도 참 잘 먹고다녔는데 체지방이 5kg나 빠졌습니다..그와중에 근육은 늘고..
⟨찬02⟩

처음해보는 직장생활이 힘들어서 그만둘까 생각도했지만 pt받으면서 많이극복했어요. 체력이 좋아지니까 정신적 스트레스도 많이 해소됐어요.
1. 운동목적, 개인의 특성을 고려해서 코칭해주세요. 1시간 가량 상담을 진행하면서 생활습관이나, 좋아하는 분야와 취미까지 이야기하면서 어떤 식의 수업방향이 좋을지 세심하게 살펴주세요. 식단도 구체적인 방향을 제시해주셔서 따르기가 쉬웠습니다. 제가 원하던 이상적인 pt였어요
2. 강요x 타박x (그래서 더 즐겁게 운동할수 있었어요)
3. 단기적인 목표뿐아니라 삶의 질 향상을 위해 많은

고민을 하시는 선생님이십니다. 남에게 뽐내기 위함이 아니라 운동을 통해 나를 위한 시간을 만들어주세요.
4. 시간약속을 잘지키고 수업에 대한 책임감이 남다르십니다.
5. 솔직하고진솔한태도+유머
⟨갈매나무29⟩

트레이너님, 운동이 일상에 자연스럽게 스며들수 있게 도와주셔서 정말 감사합니다!! 일이 바쁜 시기에는 확실히 운동 통해서 체력이 쌓여있는게 느껴지더라고요,! 허리 등 근육 없어서 일주일에 한두번 꼭 파스 붙이고 다니던것도 어느 순간부터 안하게 되었습니다. 지금은 혼자서 근처 헬스장에서 일주일에 두번 이상 운동중이에요!! 운동 홀로서기를 잘 할 수 있게 도와주셔서 정말 감사드립니다
⟨tmm21⟩

처음엔 정말 힘들었는데 심주형 선생님과 수업하면서 여러 이야기를 나누게 되었고, 그간 헬스를 10년 넘게 했는데도 비효율적인 운동을 해왔다는 것을 알게되었네요.
운동에 대한 마음가짐에 대하여서도 전혀 다른 시각을 갖게 되었습니다. 몇권의 책을 추천해 주셨는데 모두 두 번씩 정독했습니다.
체력도 매우 향상되어 일에 하루종일 매진해도 녹초가 되어 집에 들어가는 경우가 없어졌어요.
능률도 매우 많이 올랐고.. 건강해짐은 여러모로 고마운 곳입니다.
⟨Mou32⟩

선생님이 굉장히 상세하고 친절하게 설명해 주셔서 하는 운동마다 제대로 할 수 있었습니다. 그리고 사실 제가 식단 관리를 제대로 못 했는데ㅎㅎ 그럼에도 불구하고 같이 꾸준히 운동한 결과 살이 빠졌더라구요! 덕분입니다ㅎㅎ 선생님들이 수업 시간에는 온전히 한 회원한테 집중하는 게 정말 좋았습니다! 덕분에 운동하는 즐거움을 느끼게 해주셔서 감사했습니다!!
⟨랄라루룰⟩

스쿼트 한 번 하기도 힘들어하던 몸이었는데 선생님께서 조급해하시지 않고 제 몸에 맞게 차분히 잘 이끌어 주신덕에 지금은 근육도 제법 붙었고, 체지방도 많이 감소했습니다ㅠㅠ 무엇보다 피로를 버틸 수 있는 체력이 생기니 마음에 여유가 생겨 업무와 인간관계에서 오는 스트레스도 잘 조절할 수 있게 되었습니다.
선생님덕분에 건강과 신체에 대한 철학이 바뀌었고 한 살이라도 어릴 때 올바른 건강관리법을 배우게 되어 다행이라고 생각합니다:)
⟨럭키참스⟩

후방십자인대 파열 이후 재활운동을 목적으로 여러군데를 상담 받던 중, 건강해짐 을 들려 상담을 받았습니다. 처음 들려 상담 받고 PT가 끝나는 순간까지 모두

만족스러웠습니다
시작부터 끝나는 순간까지 저에게 집중해주신다는 느낌을 많이 받았습니다.
리뷰 내용만으로 모든것을 표현할 수는 없지만 건강해짐을 다녀간 회원 중에서 불만족한 회원은 단 한명도 없을 것 같다는 확신을 가졌습니다.
〈yj3723〉

처음 배워보는 피티였는데 30회 진행하는 동안 정말 만족했습니다. 여러 후기에서 언급된거처럼 본인이 원하는 방향에 따라 식단. 운동법. 생활 습관 등등 세부적으로 코칭해주십니다.
단순히 무게를 들어올리는게 아니라 운동 하나하나 제대로된 자세부터 알려주시고 어디에 힘이 들어가야되는지부터 코칭해주셔서 처음 헬스하시는 분들께 강추드립니다.
〈wn****〉

직업에 대한 자부심과 열정으로 회원 한분한분 정성스럽게 가르쳐주십니다 정말 그 세심함에 놀랐고 차분히. 또 부드러운 분위기에서 배운 점도 좋았습니다.! 운동을 처음으로 해보는거라 걱정이 많았는데 안전에 신경쓰며 차근차근 잘 알려주셨습니다 :) 그 덕분에 혼자 써먹을 수 있을만큼 여러 운동들을 배웠고, 식단 관리를 제가 잘 하지 못하였으나 좋은 목표도 달성하였습니다!
〈핸1〉

운동할 때 근육 자극에 대해서 자세하게 설명해주시고 스스로 자극을 인지할 수 있게 해주셔서 운동할 때 더 집중해서 할 수 있었어요! 기본적인 부분도 탄탄하게 잡아주시고 날마다 컨디션도 신경써주셔서 건강하게 운동했습니다 감사했어요!!
〈rhguswll〉

시작은 다이어트가 목적이였지만 두달이 안되는 시간에 살은 이미 15키로나 감량하고 운동 그 자체에 관심이 생겨서 피티연장했네요! 기본기부터 차근차근 운동하는 사람 체형에 맞게 잘 알려주십니다! 근 몇년간 제가 했던 일중에 가장 보람있고 잘했다고 생각되는 건강해짐입니다! PT를 알아보시다가 제 리뷰를 읽는 분들에게 완전 추천합니다!
〈jeo****〉

예전에 무릎을 크게 다쳐서 과연 웨이트를 잘 할 수 있을지 고민이 많았는데. 항상 상태 체크해 주시면서 진행해 주셔서 문제없이 안전하게 운동할 수 있었습니다. PT하는 동안 너무 바빠서 수업에 출석하는 것 외에 전혀 운동을 신경쓰지 못했는데. 20회가 끝나고 나니 무릎 컨디션이 많이 좋아져서 매우 만족스럽습니다.
〈ali****〉

몸이 둔해 자세가 잘 나오지 않아 처음에 고생했는데 잘못된자세로 다음단계 넘어가면 부상위험에 제대로

효과볼수 없다고 자세 나올때까지 반복했습니다. 잘못 따라한걸 내스스로느끼는데 대충 넘어가지않아 더욱 신뢰가 갔습니다.
나중에 자세가 잡히는게 느껴질때 정말 기분좋았네요. 건강한 마인드를 가진 대표님과 전문성을 가진 트레이너. 건강해짐 pt감사합니다.
〈하랑하준84〉

선생님의 특징은. 보여주기식 몸매 만들기에 집중하지 않고 회원의 특성에 맞는 피티를 해주신다는거에요. 분명 사람이 가지고 태어난 몸의 한계와 특징이 존재한다는 것을 아주 솔직히 이야기해주시고 덕분에 내가 가진 몸을 사랑하며 건강한 운동을 할 수 있게 되었습니다. 기구 중심이 아닌 맨몸이나 최소한의 기구 (바벨. 덤벨)를 이용하기 때문에 어디서 해도 지속 가능한 운동을 배웠어요.
〈김민지90〉

매일 제 컨디션과 체력에 과하지도 덜하지도 않는 딱 알맞는 운동 강도로 조절하며 수업진행해주셔서 체력도 좋아지고 제가 원하던 체지방 감량도 성공했습니다 ^^
개인별로 원하는 운동 방향이 저마다 다를텐데 정말 맞춤형 pt를 진행해주시는 선생님이십니다
〈Sharon86〉

저는 근육과 지방 밸런스가 안좋았는데.운동 시작하고 모두 표준이 되었습니다
피티선생님께서 강요없이 이쁜말씨로 꼼꼼하게 챙겨주셨어요
제 첫 운동을 재밌게 배워 기뻤습니다
〈shj****〉

운동에 '운'자도 몰라서 시작한 pt였는데 첫방문 상담부터 선생님의 진심어린 마음에 반해서 등록했습니다. 수업 하면서 꼼꼼하게 자세 봐주시고 저에게 맞춰서 진도 나가주셔서 감사했습니다. 덕분에 바른자세로 재미나게 운동 할 수 있었습니다!
〈뽀야1120〉

정말 보기힘든 인격. 실력까지 갖춰진 선생님이십니다. 3교대하느라 몸도 체력도 많이 인좋아졌는데.
PT받으면서 회원 건강상태. 수면질. 음식 까지 하나하나 세세하게 다 챙겨주시며. 그저 운동을 하러 가는 게 아니라 '정말 좋은 사람'만나러 간다는 기분으로 운동했습니다.
〈강한용이〉

무릎이 안 좋아 재활 차원에서 20회 등록했는데 꼼꼼히 봐주셔서 너무 감사합니다. 블로그에 써놓으신 정보나 철학에 믿음이 가서 등록한건데 기대했던만큼 만족스러웠어요. 제 컨디션에 맞게 수업을 진행해주셔서 무리가 안가게 운동할 수 있었고 식단도 짜주셔서 병행

하니 몸무게도 많이 줄어서 생활하기가 수월해졌어요.
〈Cheerios8〉

처음 받아보는 피티이기에 걱정반 기대반 많이 했었는데 어떻게 하면 같은 운동이라도 더 자극이 많이 오는지 더 효율적인지 체계적으로 알려주십니다.
허리도 안좋아서 내가 스쿼트, 데드리프트를 할 수 있을까..많은 생각이 들었지만 그걸 가능하게해주었습니다. 운동초심자였던 저에게 인생에 운동이란 카테고리를 넣어준 고마운곳입니다.
〈jad****〉

총 60회의 운동시간동안 꾸준히 노력한 결과 올해 건강해짐에 첫 바디프로필 회원으로써 성공적으로 촬영 마무리 할수있었습니다. 이루말할수 없는 성취감과 운동에 운 조차 모르던 제게 스스로 깨우침을 주시고 항상 좋은말씀과 감사하다는 말 한마디 한마디가 지금도 너무나 기억이 새록새록 합니다.
〈내일로탈출〉

공부하면서 체력을 키우고자 등록했습니다. 처음 상담받을 때부터 제 몸에 맞게 자세히 설명해 주셔서 왠지 신뢰가 가는데 운동해 보니 정말 좋으신. 어디 가서도 쉽게 뵙지 못할 선생님이셨습니다! 20회 끊었는데 기간동안 너무 무리하지 않으면서 저한테 딱 맞게 지도해 주셔서 현재까지도 그때의 운동습관을 잘 유지 중입니다. 당연히 체력도 많이 늘었고요!!
〈초록ㅇ〉

걱정만 가득했던 4개월 전과 달리 몸도 정신도 건강하고 긍정적인 사람으로 자리잡고서 뿌듯한 마음으로 졸업을 합니다. 헬스는커녕 런닝머신도 뛰어본 적 없던 저였는데 기본기부터 차근차근 알려주시고 제가 따라갈 수 있는 만큼 성심성의껏 지도해주셔서 운동이 재미어졌습니다. PT 종료 후에도 개인운동으로 잘 전환할 수 있게 도와주셔서 감사합니다.
〈세성〉

리뷰들이 다 정말 좋아서 광고가 아닐까? 하는 의심도 들었지만 우선 가보자 하고 가서 대표 선생님과 상담하고 바로 등록하게 되었어요. 다른 운동은 하고 나면 무릎에 무리가 가고 몇일 휴유증이 있었지만 1대1 피티로 운동을 하고 나면 무릎이 아픈 휴유증이 없어 정말 신기했어요. 한달 정도 하고 나서 근육량이 느는 것 같아 식단도 같이 관리했는데 그때 주신 식단대로 하니 제 고민이었던 뱃살도 빠져서 정말 만족했습니다.^^
〈정희천하83〉

구기종목 이외의 운동은 처음이라 걱정했는데 차근차근 세심하게 가르쳐주셔서 좋았습니다.
시간이 조금씩 지나면서 체력도 좋아지고 근력도 좋아지는게 몸소 느껴졌습니다.
같은동네에 아는동생이 사는데 그 친구가 PT알아본다

고 해서 추천해줬는데 등록해서 다니더니 매우 만족하며 고마워하더라고요 ㅎㅎ
〈뱀뱀89〉

기본기부터 꼼꼼하게 가르쳐주시고 선생님 엄청 친절하세요
근육이 워낙 없어서 30회로는 눈에 띄는 결과는 못 봤지만 집에서 어떻게 운동해야할지 방법과 감을 익힐 수 있었어요 피티가 끝난 후에도 운동을 계속할수있도록 선생님이 많이 신경써주셨어요
〈경기병56〉

필라테스랑 pt를 여러곳 다녀봤지만 트레이너님이 수업약속을 단 한번도 미루지않고 모든 수업을 제 시간에 수업한 유일한 곳입니다. 트레이너님이 조용조용하시고 운동에 집중할 수 있게 만들어주셔서 운동하는 내내 편안했고 한번도 가기 싫었던 적이 없었습니다.
디스크로 고생을 하다가 오랜만에 운동을 시작한거라 두려웠는데 잘 지도해 주셔서 지금은 달리기 등산도 가능할 정도로 너무너무 좋아졌습니다. 건강해짐을 다니면서 마음 편안했고 운동에 재미도 다시 느끼며 체력이 좋아져서 너무 행복한 시간이었습니다. 불편함 없고 마음 편하게 운동하고 싶으신 분들에게 추천합니다!! ㅁ
〈paradixx〉

PT 완전히 종료되고 쌤 없이도 혼자 운동할 수 있도록 계속 꿀팁 공유해주시고. 책도 빌려주시고 정말 앞으로의 제 건강을 위해 무척 노력해주시는 모습이 감동이었습니다! 혼자서도 열심히 해볼께요! 제 20대를 건강하게 만들어주셔서 감사합니다
〈eso****〉

운동 중에 다치는 일이 잦아서 운동 방법을 제대로 배우기 위해 등록했습니다. 운동 중에 부상 위험은 없는지 항상 제 몸 상태를 체크하며 진행해주셔서 지금까지 운동한 것 중에 가장 안전하게 잘 하고 왔습니다. 한달 사이에 붙은 근육 0.5kg가 소중하네요
〈쑤5097〉

저에게 딱 맞는 식단과 수업레벨은 물론이고 운동에 흥미를 붙이게 해주셔서 그 점이 가장 좋았습니다.
쌤 덕분에 몸 뿐만 아니라 마음까지 좋게 변화할 수 있어서 정말 감사해요!
〈Clay5〉

어깨통증으로 팔을 잘 못움직여서 건강해짐을 선택하게 되었어요 다니고 3개월 정도 지난 시점부터는 잘때 통증이 없어지고, 이후부터는 체형교정을 위한 pt로 진행하게 되었구요 체지방이 정말 많이 빠지는 동안 근육량은 잘 유지가 되서 10개월 지난 시점엔 주위 분들이 살이 많이 빠졌다고 다들 놀라워했어요^^ 제가 넘 효과를 많이 봐서 주위분들에게도 꼭 추천하고픈 곳입니다^^
〈sunn25〉

첫 30회 등록 후 20회 추가로 등록할만큼 정말 만족스러웠습니다. 세심하게 잘 가르쳐 주시는 트레이너께 정말 감사하고 덕분에 운동을 더 꾸준히 하게되는 계기가 되었고, 평소 힘들었던 목, 어깨의 통증도 많이 사라지면서 이제 트레이너님 도움 없이도 운동 할 수 있는 자신감이 많이 생겼습니다! 최고예요
〈최지영5283〉

하루하루 컨디션에 따라 운동강도도 조절해주시고 무엇보다 피티를 받는 내내 피티가 끝나더라도 혼자서 꼭 운동해야 한다고 말씀해주시고 전혀 부담되지 않게 해주시니 비용이 아깝지 않을 정도로 좋았네요!
〈배동동동〉

오늘로 20회가 마무리 되었는데, 약 7kg을 감량했어요! 앞으로도 혼자 관리 하는 것도 이젠 막막하지 않아요. 추천이 많은 곳은 이유가 있습니다. 제가 운동 끝나는 것이 아쉬워 지다니요ㅜㅜ 몸관리의 재미를 알게 해주신 선생님, 정말 감사합니다.
〈Luna 루나〉

항상 따뜻하게 맞아주시고 그날그날 몸상태와 컨디션에 맞게 신경써주셔서 감사합니다
몸도 마음도 건강해지고 가요~ 글재주가 없는게 죄송스러울 정도로 감사한 곳이에요 ^^
부디 이곳에서 많은 분들이 건강해지셨으면 좋겠네요~ㅎㅎ
〈깨물이91〉

운동을 정말 싫어했고 피티 선생님께도 운동이 싫다고 말씀 드렸었는데...ㅎㅎ 피티가 끝나갈 때 되니 혼자 운동을 찾아서 하고 이제 운동을 즐기게 되었습니다! 수면습관도 개선되어 어느새 의도치않은 미라클모닝까지 하게 되었네요 지치지 않게 응원과 조언 아낌없이 해주신 덕에 운동 끝나고도 열심히 할 수 있는 용기도 얻어갑니다~ 강력 추천해요 ㅎㅎ
〈gg278〉

PT30회 수업이 끝나갈 무렵 고민 없이 30회 추가 등록할 만큼 좋았어요! 수업 시간에 온전히 저한테 집중해주시기 때문에, 수업을 받는 저 역시 집중도100%!!! 그날그날 컨디션도 미리 체크하고 수업 강도 조절해 주시기 때문에 부상 걱정X! 8개월을 선생님과 체계적으로 운동하니 확실히 근육량은 늘고 체지방은 빠지더라구요:) 전문적인 PT 찾고 계시다면, 무조건 '건강해짐' 추천합니당~~~~
〈써니리51〉

여러 번의 무릎수술 때문에 재활을 위해서 여러 피티 수업을 받아봤지만 여기만큼 개인 몸상태에 맞춰서 수업해주시는 곳은 처음 입니다.
선생님도 친절하셔서 부담없이 다닐 수 있어서 좋은 것 같아요!
〈ssa****〉

선생님께서 친절하게 운동 가르쳐주십니다! 올바른 자세로 정확히 운동하는 법을 배울 수 있었어요!! 건강한 생활습관 만들고 싶으신 분들께 추천드립니다 :)
〈soh1026〉

정해진 수업시간 중에는 다른 회원 분들이나 상담 손님이 와도 저와 운동하는 시간인만큼 오직 저에게만 집중해주시는 모습이 인상 깊었습니다!
평생 운동 한 번 제대로 한 적 없는 약골이었는데 선생님이랑 운동하면서 체력도 늘고 운동하는 법도 알게되어서 너무 좋았습니다! 기회가 된다면 또 운동하고 싶은 곳입니다:D
〈iiiiiiiiiiii〉

그간 pt샵도 다녀보고 헬스장에서 pt도 받아봤는데 가장 만족스러운 곳이었습니다. 코치님이 굉장히 친절하시고, 운동에 관하여 하나라도 더 알려주기 위해 최선을 다하십니다. 또 몸 상태를 고려해서 프로그램을 적절히 구성해주시고, 부상을 피할 수 있는 바른 자세를 꼼꼼히 지도해주신 덕분에, 간만에 운동을 했음에도 불구하고 건강한 근육통 외에는 다른 부상이 전혀 없었습니다
〈그냥웃어〉

운동하면서 자세도 잘 몰랐고 많이 다치기도 했는데 자세도 다 잡아주시고 부상 위험 있을땐 빠르게 판단하셔서 휴식시간 주시고 운동 재밌게 잘 했어요! 내부도 깨끗하고 운동하기 정말 좋은 곳이에요!
〈leey9494〉

PT라는 운동 성격상 작은 금액이 아니어서 처음 등록할때는 고민도 되었지만. 선생님과 같이 운동하고 식습관 관리 등을 데일리로 받으면서 몸은 물론이고 체력도 좋아지면서 삶에 활기가 찾아오고 나서 두번째 등록할때는 고민 없이 바로 등록했네요
〈n****〉

우리 가족에게 소개 한 곳. 여긴 무조건 잘되겠구나 싶은 곳 :D 선생님이 참 겸손하세요. 실력 있는분이 인성까지 좋으시니 다른 회원님들도 선생님 따르는게 보여요. 운동 뿐 아니라 제 상황에 맞춰 권해주신 책과 여러 좋은 말씀들... pt내내 느낀 선생님의 진정성.
〈옹코〉

사무직이라 목이랑 허리가 많이 아팠는데 병원 가도 안낫던게 pt하며 없어졌어요!!! 늘 정성껏 pt해주신 선생님 덕분 입니다^^
〈하얀강아지2〉

운동하면서 자세도 잘 몰랐고 많이 다치기도 했는데 자세도 다 잡아주시고 부상 위험 있을땐 빠르게 판단하셔서 휴식시간 주시고 운동 재밌게 잘 했어요! 내부도 깨끗하고 운동하기 정말 좋은 곳이에요!
〈leey9494〉